JN118944

ゼロから学ぶ

ブルガダ症候群
- Brugada Syndrome -

監　修／徳島大学 名誉教授　**森　博愛**

編　集／九州大学 教授　**丸山　徹**

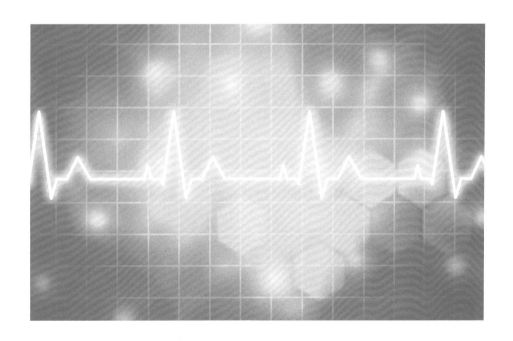

道 大道学館出版部

推薦のことば

Brugada症候群が、ひとつの疾患として見いだされ、
臨床像と遺伝子的背景が明らかになる道筋はひとつの物語である。

この際だった心電図変化になぜ気付かなかったのか。

症候群の名前を知ったあと、それらしい心電図が急に世の中に現れるようになった。

「名前が与えられること」は「ものが見えるようになること」だった。

本書はこの症候群の誕生から現在までを語っている。

心電図波形の成り立ち。

遺伝性不整脈の概念の移り変わり。

複数の不整脈が重なりあう奇妙さ、遺伝子異常の多彩さが、
いっそう遺伝性不整脈の迷路を複雑にしている。

その迷路のいまこのときの姿が、ここに精細に描かれている。

森博愛先生は心電学、不整脈学の泰斗であり、丸山徹先生はその血を嗣ぐ篤学の
士である。よき協力者も得て最先端の基礎的知見も網羅された。

本症候群に格別な展望をもたらす一書として推薦したい。

2020年2月
帝京大学医学部附属溝口病院第四内科教授　　村川裕二

序 言

　Brugada らが Brugada 症候群についての最初の論文を発表したのが 1992 年であるから、現在までに既に 27 年の歳月が経過した。本症候群は、その後、広く世界的に強い関心を集め、基礎及び臨床領域の多くの研究者の方々の努力により、膨大な知見が蓄積されてきた。

　著者らの 1 人、森が本症候群を我が国の臨床医家の方々に広く知って頂くために、我が国で最初に「Brugada 症候群の臨床」（医学出版社）を上梓したのは 2005 年であるから、その時から既に 14 年の歳月が経過した。

　この間における Brugada 症候群に関する知見の進歩は、基礎及び臨床領域で共に著しく、旧著では本症候群についての知見を正しく伝えることが出来なくなったばかりでなく、現在の知識に基づくと誤った記載部位さえ多く生じたため、このたび新進気鋭の若手研究者の多くの方々に分担執筆を依頼し、旧著の内容を一新して、現時点における Brugada 症候群に関する正しい知見を広く臨床医家や学生の方々に知って頂くために本書の出版を思い立った。

　本症の成因として、1998 年に Chen らにより遺伝子 SCN5A 変異が見いだされたが、その検出率は家族例を含まない一般例では 21.5% に過ぎない。しかしその後、SCN5A 以外の遺伝子変異が多数発見され、現在、多数の遺伝子変異が本症候群の出現に関与していることも明らかになった。本書では本症候群の遺伝学領域における進歩を解説して頂くために、国立循環器病研究センターの蒔田直昌先生および石川泰輔先生に該当項目についての執筆を依頼し、本書に華を添えて頂いた。

　本書が Brugada 症候群について関心を持つ多くの医師の方々および学生諸兄妹に少しでも役立つことができれば、著者らの喜びはこれに過ぎるものはない。

　最後に本書の出版に多大の御理解と御尽力を頂いた大道学館出版部　古山正史氏に心からなる謝意を表したい。

徳島大学名誉教授　森　博愛

Contents

目次

第1章

Brugada症候群とは

徳島大学 名誉教授 森 博愛

九州大学 教授 丸山 徹

1.1 Brugada 症候群の概念

右側胸部誘導（V$_{1-3}$）に奇妙な形をした右脚ブロック様所見と著明なST上昇を示す例があることは以前から知られていた。1992年、Brugadaら[1] は反復する失神発作などの心臓突然死の前駆症状を持つ8例の非発作時心電図に下記のような特徴的所見を認め、これが1つの疾患単位であり、原因が明らかでない特発性心室細動の基質の1つとして重要であることを指摘した。

1) 右側胸部誘導（V$_{1,2}$）の著しいST上昇、

2) 右脚ブロック、

3) 正常QTc間隔。

図1-1に著者が経験した典型的なBrugada症候群の1例の心電図を示す。この例は52歳の男性で、失神発作を主訴として来院した。V$_{1,2}$のS波は基線を越えて上昇し、一見、幅広いR'波様の波を作り（実際はJ波）、著明なST上昇を示し、これが斜めに急峻に下降して陰性T波に移行している（coved type）。

本症候群に見る失神発作は心室細動ないし多形性心室頻拍により起こり、連結期が短い心室期外収縮を引き金（trigger）として惹起される心拍数が多い多形性心室頻拍から心室細動に移行する。

このような発作は夜間、ことに睡眠中に出現することが多く、副交感神経緊張亢進ないし交感神経緊張低下が関与する。しかし、上記のような心電図所見を示すすべての例が心室細動を起こすわけではなく、Brugada型心電図を示しても何ら自覚症状がない例も多い（無症候性Brugada症候群）。

Brugadaらは、その最初の報告（1992）[1] で上記のような心電図所見を特徴としてあげたが、「右脚ブロック」との表現は正しくなく、「右脚ブロック様所見」と呼ぶべきで、実際はJ波の増高、顕著化により生じる。

また「QTc間隔正常」という記載も、先天性QT延長症候群と対比して強調されたが、誘導部位によってはQTc間隔延長を示すBrugada症候群症例も少なくない。従って現時点では、心臓突然死、失神発作ないしそれらの前駆症状を示す例で、右側胸部誘導（V$_{1-3}$）に著明なST上昇およびJ波の顕著化（右脚ブロック様所見）を示す例をBrugada症候群と呼んでいる。しかし、このような心電図所見を示していても何ら症状を伴わず、突然死の家族歴がない例も多く認められる。

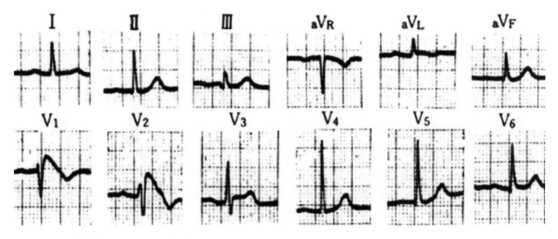

図1　典型的なBrugada型心電図

V₁,₂のR'波様の振れ（著明なJ波）はST部と融合し、急峻に下降して陰性T波に移行しており、典型的なcoved型Brugada心電図所見を示す。V₁,₂のR'波様の波（J波）は幅が広く、一見、完全右脚ブロックに類似しているが、I、V₅,₆にS波がなく、QRS間隔も正常で、右脚ブロックとは異なる。V₃のST部は上方凹の「馬の鞍」（saddle-back）のような形をした上昇を示す。Brugada型心電図では、ある誘導ではcoved型、他の誘導ではsaddle-back型のST上昇を示す場合がしばしばある。

1.2　Brugada 症候群の歴史

1992年、Brugadaらは反復する失神発作などの前駆症状を示す8例の非発作時心電図に、下記のような特徴的所見があることを指摘した[1]。

1) 右脚ブロック、
2) 右側胸部誘導（V₁₋₃）の著しいST上昇、
3) 正常QTc間隔。

Brugadaらは8例全例に心エコー図検査を行い、正常所見を認めている。冠動脈造影、左室造影、右室造影は7例に実施し、何れも正常であった。4例では心内膜心筋生検を実施し、これらの例では異常を認めていない。エルゴノビン負荷試験を行った3例では、全ての例で冠動脈攣縮を誘発できなかった。運動負荷タリウム201（²⁰¹T1）心筋シンチグラフィは4例で実施し、何れの例でも灌流欠損を認めなかった。臨床心臓電気生理学的検査は7例で実施し、4例で洞調律時にHV時間延長を認め、2～3個の心室プログラム刺激で自然発作

時に類似した心室不整脈を誘発できた。

Brugadaらはこれらの結果から、上記の心電図所見を示す症候群が特発性心室細動の基質の1つであることを指摘し、以来、このような症状・所見を示す例はBrugada症候群と呼ばれるようになった。

しかし、このような心電図所見はBrugadaらが初めて記載したわけではなく、1953年、Osher, Wolff[2]は同様の心電図所見を示す各39歳、43歳および37歳の白人男性例をAm J Med Science誌に発表している。しかし、これらの例には失神や心室細動発作などの病歴はなく、その成因として心室早期再分極（early ventricular repolarization）をあげ、一種のnormal variantであると述べている。

著者もこのような心電図所見を示す例を1964年および1988年に経験した。1964年の経験例[3]は52歳男性で、失神発作を主訴として受診した（図1）。この例の心電図は、心房細

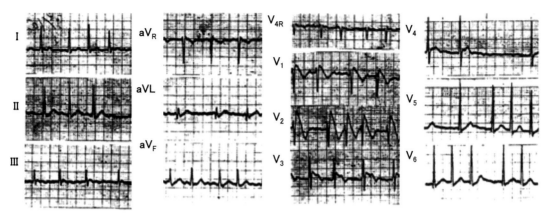

図2　Brugada症候群症例の外来初診時心電図
52歳、男性。失神発作を主訴として外来を受診した際の心電図。基本リズムは心房細動である。$V_{1,2}$でS波上行脚が基線を遙かに超えて上昇し、頂点（J波）を形成した後、急峻に下降して陰性T波に移行し、典型的なcoved型波形を示している。右脚ブロックと異なり、I, $V_{5,6}$に幅の広いS波がない。

動、右脚ブロック様所見、V_{1-3}の著明なST上昇を示した（図2）。しかし理学的所見および他の一般的検査では循環器系に器質的異常を示唆する所見を認めなかった。本例で興味深かったことは、経過を追った心電図記録で著明な波形の変動を認めたことである（waxing and waning）。図3に本例の心電図経過を示す。

　この例の失神発作の原因は不明であったが、発作性心房細動があったため、心内血栓の剥離による脳塞栓によるのではないかと考えた。数年後、本例が急死したことを仄聞したが、この際にも心房細動による脳塞栓によるものであろうと単純に推測した。本例の心電図異常の成因は不明であったが、興味深い特異な例として、臨床的事項を書いたメモと共に心電図fileに保存しておいた。

　1988年に経験した例[4]は53歳、男性例である。健康診断で不整脈を指摘され、近医によりプロパフェノン（プロノン）1日450mgを2カ月間にわたり経口投与されていた。後になって考えると、プロパフェノンを投与されていたこ

とが、I群抗不整脈薬静注負荷試験と同一機序により特異な心電図所見を誘発、持続させたのではないかと思われる。

　本例の心電図を図4に示す。失神発作などの自覚症はなく、心電図異常の原因となる器質的心疾患も全く認めなかった。QRS間隔は0.13秒と延長し、QRS軸は著しい左軸偏位を示していた（左脚前枝ブロック）。I〜III,aV$_F$,V$_{4-6}$に幅広いS波があり、aV$_R$はlate R波を示していた。

　この心電図で最も注目するべき所見は、右側胸部誘導（$V_{1,2}$）でQRS波とST部が融合し、J点が著明に上昇し、その後は急峻に下降して陰性T波に移行する所見である。V_3でも著明にST部が上昇し、±型の二相性T波に移行していた。これらの所見はBrugadaらの発表した8例の心電図と基本的に同一である。

　我が国ではかなり以前から何ら基礎疾患がない若い男性が、夜間にうめき声を発して急死する例があることが知られており、「ポックリ病」と呼ばれていた[5-7]。著者の知人の大学医学部卒後1年の産婦人科研修医が、平素は健康そのものであったが、ある日の朝、下宿

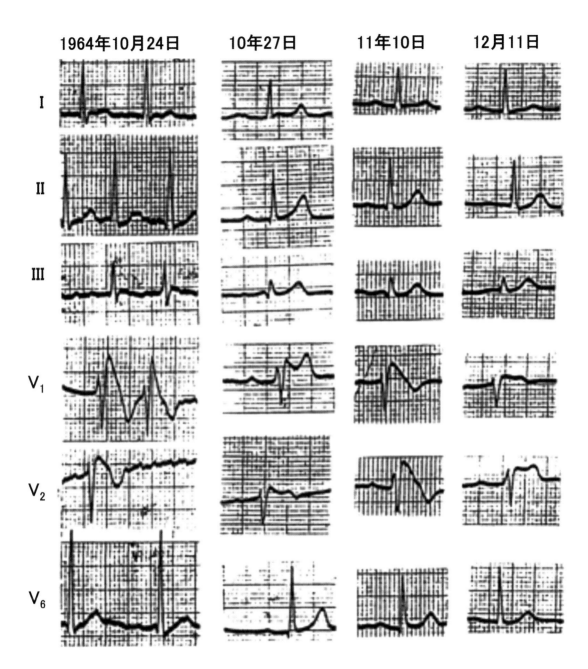

図3　Brugada型心電図波形の変動性
10月24日に記録したV₁,₂の心室群は典型的なcoved型を示しているが、その3日後（10月27日）には
saddle-back型に変化している。しかし2週後（11月10日）にはcoved型になり、更にその1カ月後にはやや
非典型的なsaddle-back波形に再び変化している。Brugada型心電図波形がこのように著明に変動する現
象をwaxing and waning（満ち欠け）と形容する。

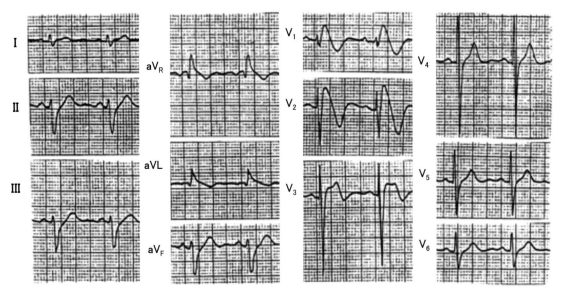

図4　プロパフェノン持続内服例でcoved型Brugada心電図を認めた例
53歳、男性。プロパフェノン450mg/日の継続投与を受けていた。V1,2の
心室群は典型的coved型Brugada心電図波形を示している。

で何ら誘因なく死亡した状態で発見され、両親が深い悲しみに陥った状態を目の当たりにし、それ以来、著者はこのような疾患の成因に関して強い関心を持ち続けてきた。

「ポックリ病」という言葉は、昭和31年（1956年）6月、日本国際医学協会主催の第6回治療談話会において、東京都監察医務院の吉村三郎が初めて使用した言葉で[5]、現在では外国文献にも「pokkuri」という名称で記載されている（Antzelevitch Cら: The Brugada Syndrome、Futura、Armonk、1999）[8]。

この病気は東京都で年間ほぼ100例の頻度で見られ、一見、健康な青壮年男性に好発する（第2章のtrivia［31頁］参照）。男女比は14:1で圧倒的に男性に多く、20～30歳台が大部分を占め、60%が20歳台である。発作は午前2～4時頃が最も多く、季節的には4～7月が多い。臨床症状は、うなり声、うめき声、けいれん、呼吸困難などで、突然死する例が多いが、死亡に至らず、失神などの前駆症状（abortive sudden death）に留まる例も少な

くない（16.2%）。

剖検所見についての報告もあり、心臓の形態や重量はほぼ正常で、冠動脈や大動脈の低形成；副腎皮質の菲薄化；肺・脾などの実質性臓器のうっ血性腫脹を認めたとの報告があるが、これらの所見は何れも非特異的所見である。心臓刺激伝導系に変性・線維化を認めたとの報告もある。

1990年、元木、辻村[9]は、「いわゆるポックリ病からの生還例と思われる1例」という論文を心臓〔22（10）:1221、1990〕に発表している。この例は42歳の男性で、意識喪失発作を主訴とし、失神発作当日の心電図はBrugadaらが2年後に発表した例と全く同様の所見を示しており、この例がBrugada症候群の典型例であることは間違いない。本論文はBrugadaらの論文の2年前に発表されており、Brugada型心電図と「ポックリ病」との関連を指摘した最初の論文である。

Brugadaらの論文の翌年（1993年）、宮沼ら[10]は「興味ある心電図所見を示した特発性

心室細動の2例」という論文を発表しているが、これらの例もBrugadaらの発表と全く同様の心電図所見を示している。

ポックリ病のように、一見正常な若年男性が急死する例があることは米国でも知られており、1980年、AtlantaにあるThe Centers for Disease Control (CDC) は、東南アジア出身の若い男性移民の間に夜間に突然死する例が多いことを指摘している[8]。

フィリピンではbangungut（scream followed by sudden death during sleep）という名称で呼ぶ奇妙な疾患があることが知られていた[8]。screamという言葉は、「悲鳴、キャッと叫ぶ」などという意味で、夜中にうなり声を発して急死する不思議な病気という意味でこのように呼ばれていた。

タイにもlai tai (death during sleep) と呼ぶ類似の疾患があり、これもBrugada症候群と同一疾患であると考えられている[8]。Brugada症候群はこのように東アジア地区に多い疾患で、我が国でも多く認められる。しかし、我が国で見るBrugada症候群には、欧米のような濃厚な遺伝傾向を示す例は少ない。またBrugada型心電図を示していても、急死例は欧米ほど多くない。

その後1998年、Chenら[11]は本症候群の家系に遺伝子SCN5Aの変異を認め、Brugada症候群が先天性QT延長症候群と同様に遺伝子異常の結果起こる分子病であることを明らかにし、世界的に一層関心を集めるようになった。

Brugada症候群の特徴的な心電図波形にはcoved型とsaddle-back型の2型があり、何れも右側胸部誘導（V1-3、ことにV1,2）のST上昇を示す。図5にcoved型およびsaddle-back型Brugada心電図の典型例の心電図を示す。しかし右側胸部誘導でST上昇を示す疾患には、右室梗塞、心膜炎、大動脈解離、アスリート心をはじめ多くの疾患があり、Brugada型心電図をこれらの諸病態と鑑別するには、本症の心電図診断基準の設定が必要である。

また本症候群は新しく認識された症候群であるために、基礎的及び臨床的研究の進歩が著しく、疾患概念の整理が必要である。2002年、Wildeら[12]の欧州心臓病学会不整脈分子機序研究グループは、欧州心臓病学会の要請を受けてBrugada症候群に関する第1次コンセンサスリポート2002を発表し、この中でBrugada症候群の心電図をType 1-3の3型に分けることを提案した。これらの3型の内、Type 1はcoved型；Type 2, 3はsaddle-back型である。

その後、2003年に開催された第2回コンセンサス・カンファレンスでの発表に基づき、Antzelevitchら (2005) [13]は本症候群の疫学、診断基準、鑑別診断、リスク評価および治療などの諸項目について詳細な勧告を行っている。この第2次勧告においても、Brugada型心電図をType 1〜Type 3の3型に分類している。

de Lunaら (2012) [14]はsaddle-back型Brugada心電図波形を、第1次および第2次コンセンサス報告が行っているようにType 2, 3の2型に分けることの臨床的意義が不明確であるとし、Brugada型心電図をType 1（coved型）およびType 2（saddle-back型）の2型に分類

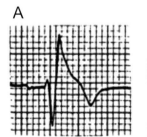
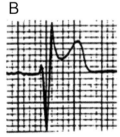

図5　Coved型およびsaddle-back型Brugada心電図波形
A:coved型、B:saddle-back型

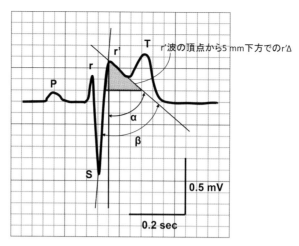

図6 β角度およびr'△の底辺の幅の測定による1群抗不整脈薬静注によるsaddle-back型からcoved型への変換可能性の予測

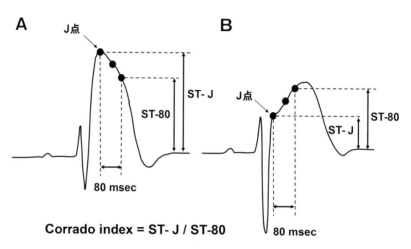

Corrado index = ST- J / ST-80

図7 Brugada症候群とアスリート心の右胸部誘導心電図
Corrado index(=ST-J/ST-80)がBrugada症候群では1より大きく、アスリート心では1より小さい。

表1 Saddle-back 型Brugada心電図における薬物負荷試験結果の予測

	β角度	r'波の頂点から 5 mm 下方での r'△の底辺の幅
基準値	≧58°	≧3.5 mm
感度	79%	81%
特異度	84%	82%

Saddle-back型波形を示す例に対してⅠ群抗不整脈薬静注によりcoved型波形に変換できる可能性を予測するための2指標の評価基準値、感度および特異度。
Chevallier D,Forcalz A, Tenkorang J et al: JACC 2011;58 (22) :2290-2298に基づいて作成。

する考え方を示したコンセンサス報告を発表している。

Brugada症候群の診断には、saddle-back型を認めるだけでは充分でなく、coved型波形を認めることが必須であり、その確認のためにアジマリン、フレカイニド、ピルジカイニドなどのⅠ群抗不整脈薬の静注負荷試験を実施することがある。しかしBrugada症候群症例へのこのような薬剤負荷は心室細動、多形性心室頻拍などの重篤な不整脈誘発の危険があるため、設備、スタッフが充実した医療機関での実施が必要で、一般診療所でのこのような検査の実施は望ましくない。

de Lunaら[14]のコンセンサス報告では、saddle-back型を示す例における右側胸部誘導のr'波が形成する三角形の頂角（β角度）及びこの三角形の頂点から下方0.5mV（5mm）でのこの三角形の底辺の長さ≧3.5mmの2指標が、Ⅰ群抗不整脈薬静注負荷による右側胸部誘導心電図QRS波形のsaddle-back型からcoved型への変換（薬剤負荷試験陽性）の予測に高い感度及び特異度（各80%前後）を示すことを紹介している（図6,表1）。また、アスリート心などのcoved型Brugada心電図波形に類似した右側胸部誘導でのST上昇とcoved型Brugada心電図波形との鑑別にCorrado index[14,15]（図7）が極めて有用であることも示している（第2章の「アスリート心」参照）。

Brugadaらが、Brugada症候群について発表した当初は、濃厚な遺伝家系に属する例が多く含まれていたこともあり、coved型Brugada心電図を示す例の予後は重篤とされてきた。またAntzelevitchらの第2次コンセンサス報告[13]においても、Brugada症候群の急死予防に有効な手段は植え込み型除細動器（implantable cardioverter defibrillator：ICD）の植え込みのみであると

の考えに立ち、無症状例であっても心室電気刺激により心室細動や多形性心室頻拍の誘発が可能な例では、ICD植え込みの積極的な適応があるとされた。

しかし、その後、FINGER研究（2010）[16]、SACHER研究（2013）[17]、ISRABRU研究（2008）[18]などの大規模研究が行われ、急死家族歴の有無、遺伝子変異の有無、心臓電気生理学的検査による心室細動誘発性の有無などの、従来、ICD植え込み適応と考えられてきた諸因子が長期予後の判断に有用でないことが明らかにされた。

2014年、Prioriら[19]はHeart Rhythm Society, European Heart Rhythm AssociationおよびAsia Pacific Heart Rhthm Societyの3学会の協力の下に「遺伝性原発性不整脈症候群の診断と治療についての専門家合意声明書」を発表し、その一部であるBrugada症候群に関する項目の中で、第2次コンセンサス報告における本症の診断、治療に関する勧告内容を大幅に改変した。この勧告では、「心臓電気生理学的検査での心室細動誘発性」が陽性を示す例でのICD植え込み適応の評価水準はクラスⅡbとした。クラスⅡbとは、「有用であるとする確証が少ない」との評価水準である。

2015年、Prioriら[20]は「心室不整脈の治療及び急性心臓死予防のための2015 ESCガイドライン」を発表し、その中でBrugada症候群を取り上げ、その診断、リスク評価及び治療について勧告している。

2016年、Antzelevitchら[21]は「J波症候群についての専門家合意カンファレンス報告」を発表し、その中で本症候群の診断に関し、Shanghai score system（上海スコアシステム）という名称のスコア化した診断基準を提起した（第8章の表3［69頁］参照）。

2017年、日本循環器学会、日本心臓病学会、日本不整脈心電学会の3学会は合同研究班を結成し、遺伝性不整脈の診療に関するガイドライン（2017年改訂版）を公表し、その中でBrugada症候群の疫学、遺伝的背景、診断、リスク評価および治療についての現時点での考え方を詳述している[22]。

これらの諸報告で示されたBrugada症候群についての最近の考え方は、本書ではそれぞれの項目の分担執筆者により詳しく紹介されている。

Brugada症候群と同様に遺伝性不整脈に属し、心室細動を起こし易い疾患として先天性QT延長症候群（long QT syndrome：LQT）がある。LQTでも失神病歴がある例ではICD植え込み適応があるが、無症状例では急死予防の目的で、β遮断薬の持続内服が行われて治療効果を上げている。

Coved型波形を示す無症候性Brugada症候群の治療に、このような薬物治療が考慮されなかった理由は、LQTの治療が問題となった時代には、ICD治療が未だ一般化していなかったため、薬物治療が考慮された。しかし、Brugada症候群の治療が問題となった時点では、既に心室細動予防におけるICD治療の有効性が確立されていたことが関係しているとの指摘もある[23,24]。

現時点において、Brugada症候群での心室細動、多形性心室頻拍予防効果を持つ内服薬はキニジン（クラスⅡa）、イソプロテレノール（クラスⅡa）があり、シロスタゾールの効果は限定的である。無症候性Brugada症候群に対する低用量のキニジン持続内服治療は未だ確立された治療法ではないが、今後検討されるべき治療法の一つであると思われる[25-32]。

参考文献

1) Brugada P, Brugada J: Right bundle branch block, persistent ST segment elevation and sudden cardiac death: A distinct clinical and electrocardiographic syndrome. JACC 1992; 20: 1391-1396

2) Osher HI, Wolff L：Electrocardiographic pattern simulating acute myocardial injury. Am J Med Sci 1953; 226：541-545

3) 森博愛、田岡雅世、柴昌子、野村昌弘：Brugada症候群. 日本医事新報1995；3726, 11

4) 森博愛、大木崇、後藤俊博：心電図一例一話（147）、V₁,₂で著しいST上昇を示した右脚ブロックの53歳男性. 臨抹と研究 1990; 67：873

5) 吉村三郎、長田洋文：ポックリ病. 診断と治療 1972；60：1219

6) 太田怜：ポックリ病とは：臨床の立場から. 日本医事新報 1969; 2372: 134

7) 吉村公三郎：ポックリ病. 日本医事新報1958; 1780: 117

8) Antzelevitch C, Brugada P, Brugada J, Brugada R, Nademanee K, Towbin J： The Brugada syndrome. Ed. Camm, A. J： Clinical approaches to tachyarrhythmias, Vol. 10, Futura Publishing, Armonk, 1999

9) 元木賢三、辻村武文："いわゆる"ポックリ病からの生還例と思われる1例. 心臓1990；22：1221

10) 宮沼弘明、桜井信、小鷹日出夫、山崎武彦、水戸部秀利、村口至、岩間憲行：興味ある心電図所見を示した特発性心室細動の2例. 呼吸と循環 1993; 41：287

11) Chen Q, Kirsch GE, Zang D, Brugada R, Brugada J, Brugada P, Potenza D, Moya A, Borggrefe M, Breithardt G, Oritz-Lopez R, Wang Z, Antzdevitch C, O'Brien RE, Schulze-Bahr E, Keating MT, Towbin JA, Wang Q：Genetic basis and molecular mechanism for idiopathic ventricular fibrillation. Nature 1998; 392: 293-296

12）Wilde AAM, Antzelevitch C, Borggrefe M, Brugada J, Brugada R, Brugada P, Corrado D, Hauer RNW, Kass RS, Nademanee K, Priori SG, Jeffrey A, Twobin JA: Proposed diagnostic criteria for the Brugada syndrome. Consensus Report . Circulation 2002; 106: 2514-2519

13）Antzelevitch C, Brugada P, Borggrefe M et al: Brugada syndrome. Report of the second consensus conference. Circulation 2005; 111: 659-670

14）de Luna AB, Brugada J, Braanchuk A et al: Current electrocardiographic criteria for diagnosis of Brugada pattern: A consensus report. J Electrocardiol 2012; 45: 433-442

15）Corrado D, Pellicia A, Heidlbuchel H et al: Recommendations for interpretation of 12-lead electrocardiogram in the athlete. Eur Heart J 2010; 31: 243-259

16）Probst V, Veltmann C, Eckardt L et al: Long-term prognosis of patients diagnosed with Brugada syndrome. Results from the FINGER Brugada syndrome registry. Circulation 2010; 121: 635-643

17）Sacher F, Probst V, Iesaka Y et al: Outcome after implantation of a cardioverter-defibrillator in patients with Brugada syndrome. A multicenter study. Circulation 2006; 114: 2317-2324

18）Rosso R, Glick A, Gilkson M et al: Outcome after impantation of cardioverter defibrillator in patients with Brugada syndrome. A multicenter Israel study （ISRABRU）, Isr Med Assoc J 2008; 10: 435-439

19）Priori SG, Wilde AA, Horie M et al: HRS/EHRA/APHRS expert consensus statement on the diagnosis and management of patients with inherited primary arrhythmia syndromes. J Arrhythm 2014; 30: 1-28

20）Priori SG, Blomström-Lundqvist C,Mazzanti A et al: 2015 ESC guidelines for the management of patients with ventricular arrhythmias and the prevention of sudden cardiac death. Eur Heart J 2015; 36: 2793-2867

21）Antzelevitch C, Yan G, Ackerman MJ et al: J-wave syndromes expert consensus conference report: Emerging concepts and gaps in knowledge. J Arrhythm 2016; 32: 315-339

22）青沼和隆ら:遺伝性不整脈の診療に関するガイドライン（2017年改訂版）.日本循環器学会,日本心臓病学会,日本不整脈心電学会, 2018.3.23

23）Viskin S, Wilde AAM, Tan H et al: Empiric quinidine therapy for asymptomatic Brugada syndrome. Time for a prospective registry. Heart Rhythm 2009; 6: 401-404

24）Viskin S, Rosso R: Risk of sudden death in asymptomatic Brugada syndrome. JACC 2010; 56: 1585-1588

25）森博愛：Brugada症候群の予後評価と治療についての最近の考え方. 徳島大学医学部第二内科同門会誌 2017; 35: 13-29

26）Mizusawa Y, Sakurada H, Nishizaki M, Hiraoka M: Effects of low-dose quinidine on ventricular tachyarrhythmias in patiens with Brugada syndrome. Low-dose quinidine therapy as an adjunctive treatment. J Cardiovasc Pharmacol 2006; 47: 359-364

27）Alings M, Dekker L, Sadee A, Wilde A: Quinidine induced electrocardigraphic normalization in two patients with Brugada syndrome. PACE 2001; 24: 1420-1422

28）Hermida J, Denjoy I, Clerc J. et al: Hydroquinidine therapy in Brugada syndrome. JACC 2004; 43: 1853-1859

29）Mok N, Chan N, Chiu AC: Successful use of quinidine in treatment of electrical storm in Brugada syndrome. PACE 2004; 27: 821-

30）Belhassen B, Glick A, Viskin S:Excellent long-term reproducibility of the electrophysiologic efficacy of quinidine in patients with idiopathic ventricular fibrillation and Brugada syndrome. PACE 2009; 32: 294-301

31）Belhassen B, Glick A, Viskin S: Efficacy of quinidine in high-risk patients with Brugada syndrome. Circulation 2004; 110: 1731-1737

32）Marquez MF, Bonny A, Hernandez-Castillo E et al: Long-term efficacy of low doses of quinidine on malignant arrhythmias in Brugada syndrome with an implantable cardioverter-defibrillator: A case series and literature review. Heart Rhythm 2012; 9: 1995-2000

第2章

Brugada症候群の心電図所見

香川県立白鳥病院 不整脈科部長　**日浦 教和**
香川県立白鳥病院 院長　**坂東 重信**

2.1　Brugada 症候群の特徴的心電図所見

1992年、Brugadaらは反復する失神発作ないしその前駆所見を持つ8例において、その非発作時心電図が下記のような特徴的所見を示し、これが特発性心室細動の基質の1つであることを指摘した[1]。

1) 右脚ブロック、

2) 右側胸部誘導のST上昇、

3) 正常QTc間隔。

しかし、その後の研究から右側胸部誘導（V1-3）に見る右脚ブロックのR'様の波は、真の右脚ブロック所見ではなく、早期再分極の表れであるJ波の顕著化によることが明らかになった。

またこのような心電図所見はBrugadaらが初めて指摘したわけではなく、Osher,Wolff（1953）[2]も同様の心電図所見を示す3人の白人男性例について報告している。しかし、これらの例には失神、心室細動発作などの病歴はなく、彼らはこの心電図所見の成因を心室早期再分極に起因すると考え、一種のnormal variant（正常亜型）であると考えた。

その後、世界各地から同様の心電図/臨床所見を示す例が多く発表され,本症はBrugadaらの名前を冠してBrugada症候群と呼ばれるようになった。

Brugada症候群の特徴的心電図所見は右側胸部誘導（V1-3,ことにV1,2）に認められ、これらの誘導で心室群が典型的にはcoved型ないしsaddle-back型波形を示す。図1に典型的なcoved型（左）とsaddle-back型心電図波形（右）の模型図を示す。また図2に典型的なcoved型、図3にsaddle-back型心電図の実例を示す。

1　Coved型

Coveと言う言葉には名詞と動詞があり、動詞の意味は「天井などに折り上げを付ける」、「弓形に曲げる」などの意味があり（岩波英和大辞典、1980）[3]、高い位置にあるJ点からS波が始まり、上方凸の弓形を示しながら下行して陰性T波に移行する所見を言う。Coved型波形はBrugada症候群の代表的な心電図で,心室細動、多形性心室頻拍などの致死的不整脈を起こす危険を強く示唆する所見である。

2　Saddle-back型

上昇して高位にあるJ点からST部に移行するが、この際、ST部の中央があたかも馬の鞍のように上方凹に陥凹した波形を示す。

検診やドックなどで発見されるBrugada型心電図にはこの型が多い。この型を示す例では、coved型を示す例に比べて心室細動などの致死的不整脈の危険は低い。

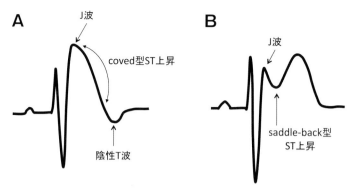

図1　典型的なBrugada型心電図の模型図
　　A:coved型、B:saddle-back型. Coved型では、S波が基線を越えて上昇
　　し、著明なR'波様の波（J波）を形成し、急峻に下降して陰性T波に移行して
　　いる。Saddle-back型では、ST部が馬の鞍に似た上方凹の上昇を示す。

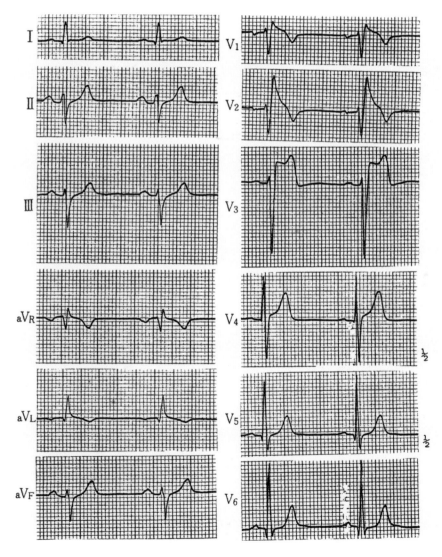

図2　Coved型Brugada心電図
　　V1,2のS波は基線を越えて遥かに上昇し、幅が広いR'波様の振れ（著明なJ波）を形
　　成し、ST部と融合して急峻に下降して陰性T波に移行している。

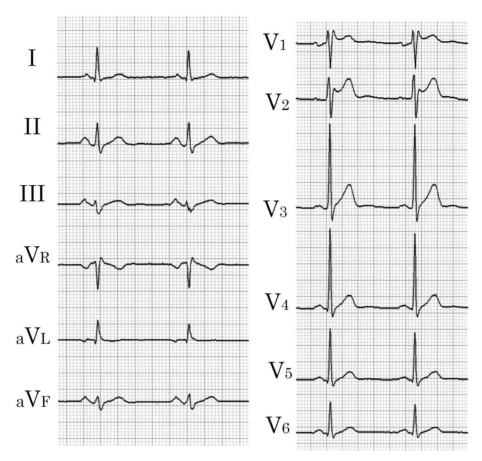

図3　Saddle-back型Brugada心電図
V1,2のS波は基線を越えて上昇し、なだらかな弧を描いて上方凹の上昇したST部に移行している。

2.2　Brugada 型心電図の診断基準

　Brugada型心電図の典型例は、一見しただけで容易に診断できるが（図1-3）、非典型例も多く、そのためには診断基準の設定が必要である。欧州心臓病学会不整脈分子機序研究グループは欧州心臓病学会の意向を受けてBrugada型心電図の診断基準を作成した（コンセンサスリポート、Wildeら、2002）[4]。

　2005年、Antzelevitchら[5]の第2次コンセンサス委員会報告においても、Type 3の診断基準に多少の改変を加えているが、大体において第一次報告と同様の診断基準を示している。表1に第1次（2002）および第2次（2005）コンセンサス委員会報告に示されたBrugada心電図の診断基準値を示す。図4に2005年の第2次コンセンサス委員会報告に基づいて森が作成したType 1-3の模型図を示す（第8章参照）。

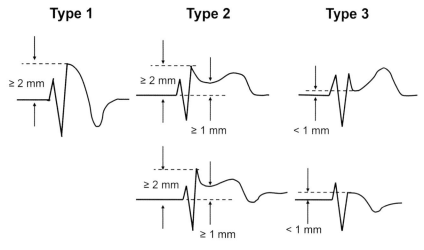

Type 1　**Type 2**　**Type 3**

図4　コンセンサス分類（2002）におけるBrugada型心電図3型の分類

米国および欧州 Heart Rhythm 学会は V₁₋₃ 誘導のST上昇を3型に分類した。J 点が 0.2mV 以上の上昇を示し、ST上昇波形はcoved型で、陰性T波に移行する例をType 1；ST 部か 0.1mV 以上の上昇を示すが、波形がsaddle-back型を示す例をType 2；ST 上昇が 0.1mV 未満で、波形がsaddle-back型またはcoved型のものをType 3 と定義している。

（Antzelevitch C et al: Circulation 2005;111:659-670に基づいて作成）

表1　コンセンサス分類（Wildeら、2002）によるBrugada型心電図3型の分類

項目	Type 1	Type 2	Type 3
J 波の振幅	≥2mm	≥2mm	≥2mm
T 波形	陰性	陽性 /2 相性	陽性
ST-T 波形	coved 型	saddle-back 型	saddle-back 型
ST 部（終末部）	上昇≥2mm で緩やかに下降	上昇≥1mm	上昇<1mm

ST部（終末部）：ST segment後半をさす。

（Wilde AAM et al: Circulation 2002; 106: 2514-2519）

2.3　高位右側胸部誘導心電図記録の意義

　Brugada症候群と診断するにはsaddle-back型心電図波形を認めるのみでは不十分で、coved型波形を認める必要がある。標準的な記録部位で得た心電図がsaddle-back型を示したり、非定型的なcoved型類似波形を示すような場合、あるいは臨床的にBrugada症候群が疑わしいが、通常の胸部誘導記録部位での心電図波形が非典型的な場合には、必ず1-2肋間上方でV₁,V₂,V₃対応誘導心電図を記録する必要がある。

　標準誘導心電図がsaddle-back型波形を示す例で、高位右側胸部誘導心電図の追加記録で極めて典型的なcoved型の著明なST上昇を認めた例を紹介する。

症例：37歳、男性。
主訴：心電図異常。
病歴：職場健診で心電図異常を指摘され、精

査を求めて来院した。失神などの自覚症状はなく、突然死、失神の家族歴もない。図5は本例の来院時心電図である。

　心電図所見：PP間隔0.8秒（心房頻度75/分）の正常洞調律で、QRS軸は左軸偏位を示す。V$_{1,2}$でJ点が上昇し（V$_1$で3mm,V$_2$で4mm）、上方凹のST上昇から陽性T波に移行しており、ST部の形態は「馬の鞍（saddle-back）」に類似した波形を示す。この所見は一見、不完全右脚ブロックに類似しているが、不完全右脚ブロックの場合は、R'波とST部との移行がsharpであるのに対して本例では鈍（dull）であり、saddle-back型のBrugada型心電図と診断される。

　図6は通常の電極位置で記録した右側胸部誘導心電図（V$_{1-3}$）およびこれと前後して1肋間上方で記録した右側高位胸部誘導心電図（V$_1$'-V$_3$'）を対比して示す。通常部位で記録した心電図（V$_{1,2}$）ではsaddle-back型ST上昇を示すが、1肋間上の高位右側胸部誘導（V$_1$',V$_2$'）で記録した波形は極めて高度のST上昇を伴う典型的なcoved型Brugada型心電図波形を示している。

　本例の標準的なV$_{1,2}$の心電図波形から、1肋間上方のV$_1$',V$_2$'で記録した心電図に認められ

るような典型的なcoved型ST上昇を予期できず、Brugada型心電図が疑わしい例では、全例で高位右側胸部誘導心電図を記録する必要がある。

　Hisamatsuら[6]は、Brugada型心電図を示す17例（Type 1：4例、Type 2：5例、Type 3：8例）で、1肋間上方（第3肋間）でのV$_{1-3}$対応誘導心電図を記録すると、Type 1が11例に増加し、Type 2は5例で、Type 3は1例に減少したことを報告している。図7はその結果を図示したものである。すなわち、通常の胸部誘導記録ではcoved型は4例（23.5%）のみであったが、1肋間上方のV$_{1-3}$対応誘導を記録するとcoved型が11例（64.7%）に増加している。

　また、Hisamatsuらは206例の男性の心電図を記録し、通常のように第4肋間で記録したV$_{1,2}$誘導心電図がBrugada型（saddle-back型を含む）を示さない例において、第3肋間で記録したV$_1$'、V$_2$'がBrugada型を示した例が9例（4.4%）あり、うちType 1は1例（0.5%）、Type 2, 3は各4例（1.9%）であったことを報告している（表2）。すなわち、通常の心電図記録で正常と考えられていた男性例で、第3肋間でのV$_{1,2}$誘導を記録すると、その4.4%がBrugada型心電図を示し、0.5%はcoved型であったとの報告である。

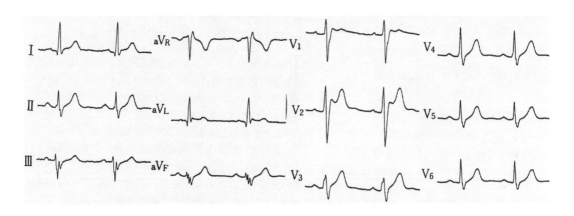

図5　健康診断で発見されたsaddle-back型Brugada心電図
37歳、男性。V$_{1,2}$にsaddle-back型の著明なST上昇を認める。(阿南市、土橋哲夫先生症例)

このように高位右側胸部誘導心電図が、標準的な胸部誘導心電図記録部位よりも、典型的coved型波形を記録し易い機序としては、Brugada症候群での再分極異常は右室流出路付近に限局しており、高位右側胸部誘導記録は標準的な胸部誘導記録に比べて、この右室流出路の電位変化を反映し易いためである（第3章のtrivia［41頁］参照）。

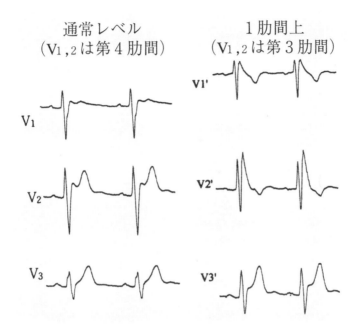

通常レベル
（V₁,₂は第4肋間）

1肋間上
（V₁,₂は第3肋間）

図6　高位右側胸部誘導心電図記録のBrugada心電図検出における有用性

図5と同一例で、通常レベルで記録した右側胸部誘導心電図（左図、V₁〜V₃）と1肋間上方で記録した高位右側胸部誘導心電図（右図、V₁'〜V₃'）。通常記録ではsaddle-back型波形を示すが、高位記録では典型的なcoved型波形を示す。（阿南市、土橋哲夫先生症例）

第4肋間		第3肋間	
Type 1	4例 ⟶	Type 1	4例
Type 2	5例 ⟶	Type 1	4例
	⟶	Type 2	1例
Type 3	8例 ⟶	Type 1	3例
	⟶	Type 2	4例
	⟶	Type 3	1例

図7　高位右側胸部誘導記録のBrugada心電図検出における有用性

Type 1-3:コンセンサス分類（2002）によるBrugada心電図の波形分類。Type 1はcoved型、Type 2,3はsaddle-back型。通常レベル（第4肋間）で記録したV₁-₃がBrugada型波形（Type 1-3）を示した17例で,1肋間高位（第3肋間）で記録すると、Type 1波形を示す例が4例→11例に増加した。

(Hisamatsu K et al: Circ J 2004; 68: 135-138)

表2　1肋間上のV₁,₂誘導記録のBrugada型心電図検出における有用性

Brugada 型	例数	%
Type 1	1	0.5
Type 2	4	1.9
Type 3	4	1.9
計	9	4.4

(Hisamatsu K et al: Circ J 2004; 68: 135-138)

Brugada症候群と診断するには、Type 1心電図（coved型波形）を確認することが必要である。Brugada症候群が疑わしい例で、付加的高位右側胸部誘導心電図の追加記録を行ってもなおsaddle-back型波形を示す例では、薬物負荷によりType 1心電図（coved型）が出現するか否かを確認する必要がある。

図8は基礎心電図がsaddle-back型を示していたため、ピルジカイニド（1mg/kg）を静注し、coved型Brugada型心電図に変化した例の心電図を示す（薬物負荷試験陽性）。

1　**薬理学的負荷試験に用いる薬剤と使用法**

この目的で用いる薬剤は、Ⅰa群およびⅠc群に属するNaチャネル遮断作用がある抗不整脈薬で、Antzelevitchら[7]はBrugada症候群に関する第2次コンセンサス委員会報告において薬理学的負荷試験に用いる薬剤と種類を表3の如く示している（第6章参照）。

a）pilsicainide：1mg/kgを10分以上かけて静注（半減期：4〜5時間）。本剤が臨床的には最も多く用いられている。

b）flecainide：2mg/kgを10分以上かけて静注（半減期：9.3±1.3時間）、または400mgを内服。

c）procainamide：10mg/kgを10分以上かけて静注（半減期：3〜4時間）。
（ajmaline注射薬は1995年発売中止）

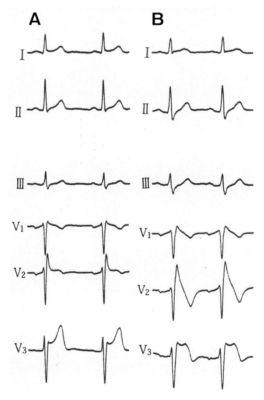

図8　ピルジカイニド静注負荷試験

A：注射前、B：注射後。注射前心電図では、V1-3は非典型的saddle-back型波形を示すに過ぎないが、静注後には典型的coved型Brugada心電図波形に変化している。

表3　Brugada症候群の薬理学的負荷試験に用いる薬剤と使用法

薬剤名	投与量および投与方法
ピルジカイニド	1mg/kgを10分以上かけて静注
フレカイニド	2mg/kgを10分以上かけて静注（400mgを経口投与）
プロカインアミド	10mg/kgを10分以上かけて静注
アジマリン	1mg/kgを5分以上かけて静注

(Antzelevitch C, et al: Brugada syndrome. Report of the second consensus conference. Circulation 2005; 111: 659-670)

2　実施上の注意

　薬理学的負荷試験実施時には、まれに多形性心室頻拍、心室細動などの重篤な不整脈が誘発される例がある。従ってその実施時には救急時対応機器（直流除細動器、二次救命装置など）を準備し、心電計および血圧モニターによる観察が必要である。

3　中止基準

　薬理学的負荷試験の実施中に以下の所見を認めた場合は、速やかに薬剤静注を中止する。

1) 陽性所見（$V_{1,2}$でのcoved型ST上昇）の出現。
2) 心室期外収縮などの心室不整脈の出現。

3) QRS間隔が注射前値に比べて30%以上延長した場合。

　万一、重篤な心室不整脈が出現した際には、イソプロテレノール点滴静注（1〜3μg/分）を行う。

4) 判定基準
① V_1（and/or $V_{2,3}$）でJ波の振幅の絶対値が≧2mmの増加を示す場合。
② Type 2, 3の心電図波形からType 1波形に変化した場合を陽性と判定する。Type 3からType 2に変化した場合は陽性と判定しない。

2.5　de Luna らのコンセンサス報告（2012）

　Brugada症候群の心電図診断についてのWildeらの第1次合意報告（2002）およびAntzelevitchらの第2次合意報告（2005）では、Brugada型心電図をType 1-3の3型に分類している。これらの内、Type 1はcoved型、Type 2,3はsaddle-back型に属する。

　de Lunaら（2012）[8]はsaddle-back型をType 2とType 3の2型に分けることの臨床的意義が明快でないとし、上記の2合意報告以後に発表されたBrugada症候群についての文献を渉猟し、Brugada心電図を図9に示すようにType 1（coved型）とType 2（saddle-back型）の2型に分ける分類法を提唱している。これらの2型の心電図波形の特徴は以下の如くである。

21

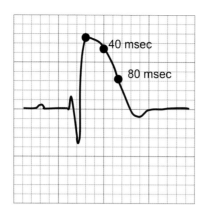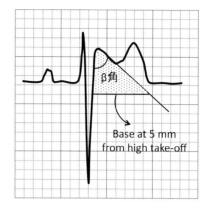

図9　de LunaらによるBrugada心電図の2型と測定指標

左図;coved型、右図:saddle-back型。Coved型Brugada心電図では、ST部がQRS波から分かれる点（J点）の振幅と、それから40msec及び80msec後方時点での振幅の間には、J点でのST振幅＞40msec時点のST振幅＞80msec時点のST振幅の関係がある。アスリート心、心筋虚血などの他の原因によるST上昇ではこの関係は認められない。J波（r'波）を頂角（β角度）とする△で、J波の頂点から下方5mm（0.5mV）でのβ△の底辺の幅を測定すると,感度及び特異度が各80%前後で抗不整脈薬静注負荷によるcoved型への変換を予測できる。

（de Luna AB, Brugada J,Baranchuk A et al:J Electrocardiol 2012; 45: 433-442）

1　Type 1（coved型）

a) V1,2のQRS波の終末部が2mmないしそれ以上の高さ（少数例では1-2mm）まで上昇し、そこから基線に対して凹型ないし直線状に下降して陰性T波に移行する。

b) V1,2に明らかなr'波はない。

c) V1,2ではST部のQRS波からのhigh take-off部は必ずしもJ点と一致しない。

d) V1,2のhigh take-off部から40msec後方時点でのST部の振幅のS減少は≦4mmである。右脚ブロック、アスリート心ではこの値が4mm以上である。

e) V1,2のST部の高さについてはhigh take-off部＞40msec時点＞80msec時点の関係がある（Corrado index＞1: 26頁参照）[7]。

f) V1,2で上昇したST部に左右対称的な陰性T波が続く。

g) QRS間隔は右脚ブロックよりは幅が広く、V1とV6のQRS間隔は一致しない（V1＞V6）。

2　Type 2（saddle-back型）

a) V1,2のr'のhigh take-off部（しばしばJ点と同時性でない）の振幅≧2mm。

b) r'の下行脚はST部の起始部と同時性である。

c) 最小のST上昇度は≧0.5mm。

d) V2ではST部に陽性T波が続く（T波の頂点＞ST上昇の最低点＞0）。V1のT波の形態は種々である。

e) r'波が形成する三角形（△）の特性については、β角度（r'△の頂角、図10）およびr'△の頂点から5mm下方でのこの△の底辺の幅などが、薬剤負荷によりcoved型波形に変換できる可能性を推測する上で有用な診断指標となる。

f) QRS間隔については、Type 2 Brugada波形の方が、V1がr'型を示す何れの例（不完全右脚右ブロックなど）よりも幅が広く、かつV1とV6でQRS間隔の不一致がある（V1＞V6）。

Brugada症候群と診断するには、coved型波形を認めることが必須である。その際、通常レベルの胸部誘導に加えて、高位右側胸部誘導を記録してもcoved型波形が得られない例では、臨床徴候および家族歴などからBrugada症候群が疑われる際にはⅠ群抗不整脈薬静注などの薬理学的負荷試験を行う必要がある。

しかし、Brugada症候群症例に対してⅠ群抗不整脈薬を静注する際には、心室細動、多形性心室頻拍などの危険な不整脈が誘発さ

れる恐れがあるため、一般診療所などでの実施は勧められない。このような例では、上記2指標の計測が薬理学的負荷試験の結果予測にある程度役立つ。すなわちβ角度≧58度であれば、薬理学的負荷試験が陽性である可能性は、感度79％、特異度84％；r'△の底辺の幅≧3.5mmを基準値とした場合は感度81％、特異度82％で薬理学的負荷試験でのcoved型への変換を予測できる。

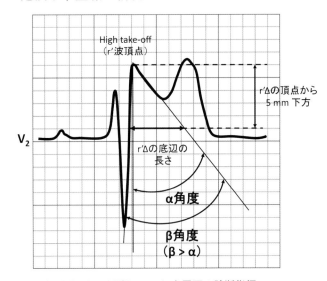

図10　Saddle-back型Brugada心電図の診断指標
β角度：r'を頂点とする三角形（△）の頂点を挟む2辺がなす角度（基準値：≧58度）。
α角度：r'の頂点から下した垂線と上方凹のST部前半がなす角度（基準値：≧50度）。α角度の診断精度はβ角度よりも劣るため、通常は用いない。r'△の底辺の幅：r'波の頂点から下方5mm（0.5mV）のレベルにおけるr'△の底辺の幅（基準値：≧3.5mm）。

2.6 Brugada 型心電図に及ぼす負荷試験および薬剤の影響

本症候群に見る右側胸部誘導のST上昇は運動負荷により低下し、正常レベルへの復帰傾向を示す場合が多い。片岡[10]は本症候群に属する1例に諸種の負荷試験を行いST上昇度への影響について検討している。その結果、過換気はST上昇度に影響しなかったが、運動負荷ではST上昇の軽減傾向を認め（trivia［30

頁］参照）、イソプロテレノール静注（1μg/分）で正常化している。

笠貫ら[11]は本症候群の3例で諸種の薬剤の心電図所見に及ぼす影響について検討し、右側胸部誘導のlate r'波（J波）の振幅およびST上昇度は、イソプロテレノールにより全例で減少している。プロプラノロールでは2例で増

強、1例で不変;抗コリンエステラーゼ作用を有するエドロホニウム（アンチレックス®、2例）では2例全例で増強;アトロピン（2例）では1例で減少、1例で不変であった。過換気（2例）では2例で共に増強を認めた。

北条ら[12]は、本症候群の1例において、右側胸部誘導のJ波の振幅およびST上昇度は、運動負荷、イソプロテレノール、オルシプレナリン（アロテック®）、プロカテロール（メプチン®）により減高し、プロプラノロール（インデラル®）により増高するとの所見を認めた。表4はこれらの諸家の研究成績をまとめたものである[11]。

表4　Brugada心電図に及ぼす自律神経作用薬及び諸種の操作の影響

薬剤・操作	ST部分の上昇度・J波の振幅
交感神経β受容体刺激薬	↓
交感神経β受容体遮断薬	↑、→
交感神経α受容体刺激薬	↑
交感神経α受容体遮断薬	↓
副交感神経刺激薬	↑、→
副交感神経遮断薬	↓
Ia群抗不整脈薬（硫酸キニジン・ジソピラミドを除く）	↑
硫酸キニジン・ジソピラミド	↓
Ib群抗不整脈薬	→
Ic群抗不整脈薬	↑↑
運動負荷	↓（運動負荷終了後の回復期には↑）
過換気	↑

（森　博愛、野村昌弘:Brugada症候群の臨床、医学出版社、東京、2005）

2.7 Brugada型心電図の鑑別診断

典型的なcoved型Brugada型心電図の診断は容易であるが、saddle-back型心電図の場合は、不完全右脚ブロック、アスリート心、normal variantなどとの鑑別が必要である。

1 不完全右脚ブロック

図11は基礎疾患がない不完全右脚ブロックの心電図で、V1のQRS波がrSr'型を示す以外に異常を認めない。不完全右脚ブロックの心電図波形は、saddle-back型Brugada心電図に比べて、QRS波を構成する各波がsharpであり、この所見が両者の鑑別に最も重要であ

る。Saddle-back型Brugada型心電図と不完全右脚ブロックの鑑別の要点を図12に示す[13]。

2 完全右脚ブロック

図13に完全右脚ブロックの心電図を示す。QRS間隔≧0.12秒で、I、aVL、V5,6にスラーを伴う幅が広いS波があり、aVRにも幅広いスラーを伴うlate R波を認める。これらは何れも遅れて起こった右室興奮を反映している。

Saddle-back型Brugada心電図と完全右脚ブロックの鑑別の際に注意すべき所見は以下の諸点である。

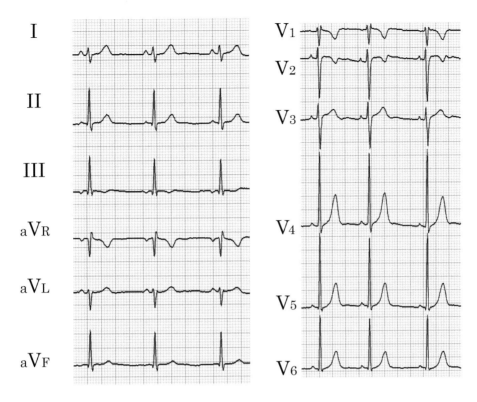

図11　不完全右脚ブロックの心電図
V₁にr'波があるが，その波形は尖鋭である。

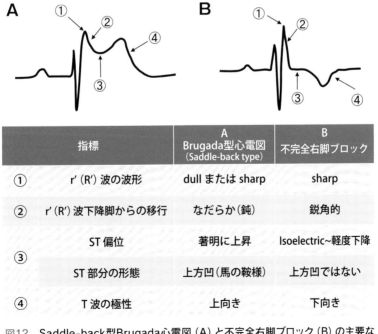

指標		A Brugada型心電図 （Saddle-back type）	B 不完全右脚ブロック
①	r'（R'）波の波形	dull または sharp	sharp
②	r'（R'）波下降脚からの移行	なだらか（鈍）	鋭角的
③	ST 偏位	著明に上昇	Isoelectric~軽度下降
	ST 部分の形態	上方凹（馬の鞍様）	上方凹ではない
④	T 波の極性	上向き	下向き

図12　Saddle-back型Brugada心電図（A）と不完全右脚ブロック（B）の主要な鑑別点（V₁誘導）

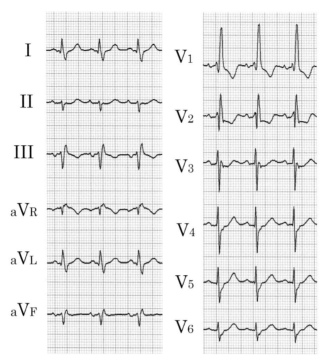

図13　典型的な完全右脚ブロックの心電図
QRS間隔≧0.12秒。完全右脚ブロックでは、$V_{1,2}$でR'波からST部への移行がsaddle-back型に比べるとsharpである。また前者ではV_1に著明なR'波があればT波は陰性になるが、saddle-back型では右側胸部誘導のT波は陽性である点が完全右脚ブロックとは異なる。

①完全右脚ブロックでは、R'波からST部への移行が不完全右脚ブロックに比べてややsharpさに欠けるが、saddle-back型に比べるとsharpであり、この点に留意すれば両者を鑑別できる。
②完全右脚ブロックでは、TベクトルはQRS波の終末遅延部（terminal conduction delay）のベクトルと反対方向に向かう。そのため、右脚ブロックでV_1に著明なR'波があればT波は陰性になる。他方、saddle-back型Brugada型心電図では右側胸部誘導のT波は陽性で、この点も鑑別に役立つ[13]。

3 アスリート心

アスリート心の際には、左室対応誘導での

QRS波の高電圧に加えて、右側胸部誘導で著明なST上昇や陰性T波を認める例が多い。

図14は14歳、男児の心電図である。本例は所属中学を代表する駅伝選手で、循環器学的自覚症状はない。失神病歴もなく、家族歴にも若年性急死などの特記するべき異常はない。駅伝参加可否を決めるための検査の一環として心電図を記録した。

この心電図は非常に特異な波形を示している。$V_{1,2}$で著しいST上昇があり、この上昇したST部は斜めに下降して陰性T波に移行している。年齢的に心筋虚血は考え難く、担当医はcoved型Brugada心電図の可能性を疑った。

Coved型Brugada心電図と他の原因による$V_{1,2}$のST上昇の鑑別に最も有用な指標はCorrado indexである（図15）。Corrado index

とは、J点（ST部がQRS波から離れる部位）におけるST部の高さ（ST-J）とJ点から80msec後方時点におけるST部の高さ（ST-80）の比である。左図はcoved型Brugada症候群、右図はアスリート心のV2誘導波形とこれらの誘導でのCorrado indexの測定方法を示す。Coved型Brugada心電図ではCorrado indexは常に＞1であるが、アスリート心などの他の病態によるST上昇例では常に＜1で、両者を容易に鑑別できる[9]。

アスリート心での右側胸部誘導（V1,2）のST上昇波形には図16に示すように2型がある。左図（A）はST上昇を示し、これが陽性T波に移行する所見で、白人にはこの型が多い。右図（B）はST部が斜めに上昇して+/−型の二相性T波に移行する所見で、この型がcoved型Brugada心電図などとの鑑別上問題になる。後者の型は日本人に多いので注意を要する。

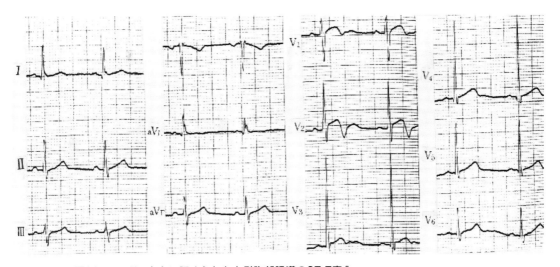

図14　アスリート心に認められた右側胸部誘導のST−T変化
14歳、男児、駅伝選手。V1,2のST部が著明に上昇し、この上昇したST部から斜めに下降して陰性T波に移行しており、担当医はこのV2の波形からcoved型Brugada心電図の可能性を疑った。

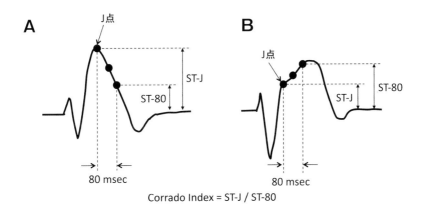

図15　Coved型Brugada心電図とアスリート心のST上昇との鑑別
Coved型Brugada心電図では、ST上昇度はJ点からST部が起始する時点で最も高く、この時点から40msec、80msecと時間経過につれてST上昇度を減じ、STレベルに関し、STJ>ST40>ST80の関係が成立する（Corrado index>1）。アスリート心などのcoved型Brugada心電図以外の原因によるST上昇ではこの関係は認められない（Corrado index<1）。

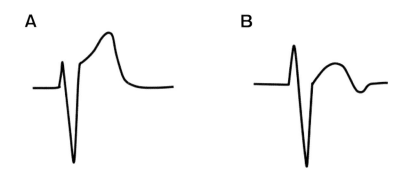

図16 アスリート心での右側胸部誘導でのST上昇の2型
欧米人ではAが多く認められるが、日本人ではBが多い。

2.8 Brugada 症候群における心室細動発作と自律神経機能

Brugada症候群に特有の心電図所見であるV_{1-3}のST上昇が副交感神経刺激で著明になり、交感神経刺激により正常に近づくことは早くから知られていた。このことより本症候群の最も重要な合併症である心室細動発作の出現にも、自律神経機能の関与が考えられてきた。

植え込み型除細動器（ICD）が植え込まれたBrugada症候群患者の心室細動発作出現前の心電図のRR間隔の変動を解析すると、心室細動発作直前の自律神経機能が交感神経緊張状態にあったか、あるいは副交感神経緊張状態にあったかを知ることができる。

栗田ら[14]は、Brugada症候群でICD植え込みを行った例で心室細動発作時のホルター心電図を解析し、心室細動発作出現時間帯について検討している。

その成績によると、夜間（18時→6時）に出現した心室細動発作は28回（93%）、昼間（6時→18時）に出現した発作は2回（7%）で、明らかに心室細動発作は夜間に多発していた（表5）。

栗田らは、これらの例のRR間隔変動の分析から心室細動発作直前の自律神経活動について検討した（表6）。副交感神経緊張を示すHFは非発作時に比べて発作直前には有意に増大しているが、交感神経緊張状態の指標であるLF/HFについては非発作時と発作直前との間に統計的有意差を認めていない（HF：high frequency, LF：low frequency）。

さらに、心室細動発作直前の副交感神経緊張状態は、発作に向けて副交感神経機能が漸増した例が23.5%、一定であった例が58.9%、漸減した例が17.6%で、副交感神経緊張度の変化と心室細動出現との間に一定の傾向を認めなかった（表7）。

このことから、Brugada症候群では心室細動発作の直前には副交感神経緊張が増加しているとしても、この副交感神経緊張が進行性に増加して心室細動を惹起するのか、副交感神経緊張の変動性の増加が心室細動誘発の直接的な引き金になっているのかについてはさらに検討を要するとしている。

表5 ICD付属ホルター機能を用いたBrugada症候群での心室細動出現時間帯（30回）

時間帯	心室細動出現回数（%）
夜間（18時〜6時）	28回（93%）
昼間（6時〜18時）	2回（7%）

ICD: 植え込み型除細動器

（栗田隆志ら：Jap J Electrocardiol 2004; 24 （suppl 1）: S-1-32）

表6 ICD付属ホルター機能を用いたBrugada症候群における心室細動発作直前の自律神経活動（30回の心室細動発作）

	副交感神経指標（HF）	交感神経指標（LF/HF）
非発作時	34 ± 26	2.3 ± 1.7
発作直前	63 ± 35	3.5 ± 4.3
p 値	< 0.05	ns

（栗田隆志ら：Jap J Electrocardiol 2004; 24 （suppl 1）: S-1-32）

表7 ICD付属ホルター機能を用いたBrugada症候群での心室細動発作直前の副交感神経緊張度の動的変化（30回の心室細動発作）

	副交感神経緊張の動的状態 （dynamism）		
	漸増	一定	漸減
例数	4	10	3
（%）	23.5	58.9	17.6

（栗田隆志ら：Jap J Electrocardiol 2004; 24 （suppl 1）: S-1-32）

参考文献

1) Brugada P, Brugada J：Right bundle branch block, persistent ST segment elevation and sudden cardiac death: A distinct clinical and electrocardiographic syndrome. JACC 1992; 20：1391-1396

2) Osher HL, Wolff L: Electrocardiographic pattern simulating acute myocardial injury. Am J Med Sci 1953; 226: 541-545

3) 中島文雄編: 岩波英和大辞典、岩波書店、東京,1980

4) Wilde AA, Antzelevitch C, Borggrefe M et al: Study group on the molecular basis of arrhythmias of the European Society of Cardiology. Proposed diagnostic criteria for the Brugada syndrome. Eur Heart J 2002 ; 23: 1648-1654

5) Antzelevitch C, Brugada P, Borggrefe M, Brugada J, Brugada R, Corrado D, Gussak I, LeMarec H, Nademanee K, Riera ARP, Shimizu W, Schulze-Bahr E, Tan H, Wilde A: Brugada syndrome. Reports of the second consensus conference. Circulation 2005; 111: 659-670

6) Hisamatsu K, Morita H, Kusano KF et al：Evaluation of the usefulness of recording the ECG in the 3rd intercostal space and prevalence of Brugada-type ECG in accordance with recently established electrocardiographic criteria. Circ J 2004; 68：135-138

7) Antzelevitch C, Yan G, Ackerman MJ et al: J-Wave syndromes expert consensus conference report: Emerging concepts and gaps in knowledge. J Arrhythm 2016; 32 : 315-39

8) de Luna AB, Brugade J, Branchuk A,Borggrefe M, Breithardt G, Goldwasser D, Lambiase P, Riera AP,Garcia-Neebla J, Pastore C, Riera AP, Garcia-Niebla J, Pastore C, Oreto G, Garcia-Niebla J, Pastore C, Oreto G, McKenna W, Zareba W, Brugada R, Brugada P: Current electrocardiographic criteria for diagnosis of Brgada pattern: a consensus report. J Electrocardiol 2012; 45: 433-442

9) Corrado D, Pelliccia A, Heidbuchel H et al: Recommendations for interpretation of 12-lead electrocardiogram in the athlete. Eur Heart J 2010; 31: 243-259

10) 片岡一：前胸部誘導におけるcove-shaped ST上昇の各種負荷試験による分析. 心臓 1994; 26: 968

11) 笠貫宏、大塚雅人、松田直樹、他:特発性心室細動の成立機序と治療. 心臓 1995; 27; 353

12) 北条行弘、山沢正則、市田勝、他:特異なQRS波形を呈し、交感神経β刺激薬が発作予防に有効だった多形性心室頻拍の1例. 心臓 1994; 26: 540

13) 森博愛、野村昌弘：Brugada症候群の臨床. 医学出版社, 東京, 2005

14) 栗田隆志、里見和浩、清水渉、他：植え込み型除細動器（ICD）に記録された心内電位の解析：Brugada症候群におけるVFの予防と予知.心電図 2004; 24（Suppl 1）：S-1-32

trivia

Brugada 症候群と運動負荷試験

　一般にBrugada症候群における誘発試験で運動負荷試験の有用性はさほど強調されておらず、(Mascia G, et al. 2017)、もっぱら薬物負荷試験(第6章参照)と電気生理学的誘発試験(第7章参照)が主として用いられる。これはBrugada症候群特有の右胸部誘導のST上昇は、夜間や食後の徐脈時に顕著化し、イソプロテレノール投与により消失するため、副交感神経の関与が重視されているためである。確かに運動負荷試験中は交感神経が賦活化され、Brugada症候群の特徴的心電図波形は認め難くなる例が多い。しかし、図のように運動負荷終了後の回復期には運動前に比べてBrugada型波形が顕著化される例がある。これは運動終了後には副交感神経が急速に賦活化されるためである。回復期の心電図変化に注目した運動負荷試験は、1)夜間や食後よりも運動終了後や脱緊張時に失神や意識消失を起こす例、2)右脚ブロックとBrugada型波形の鑑別が困難な例などでは、積極的に試みる価値がある。Subramanianら(2017)は回復期のJ点上昇(> 2 mm)は不整脈イベントの発生と関連することを指摘している。

　図は29歳、男性の運動負荷試験前後の心電図である。本例には失神歴や夜間突然死の家族例もなく、健診でBrugada症候群を疑われて精査目的で受診し、運動負荷試験を実施した。運動負荷前の安静時心電図では、V1,2にcoved型、V3にsaddle-back型波形を認めるが、運動負荷後の回復期にはJ点が明らかに増高し、Brugada型心電図波形は顕性化しており、V2ではβ角の増大も認められる。なお、この心電図の胸部誘導は通常の肋間で記録した。

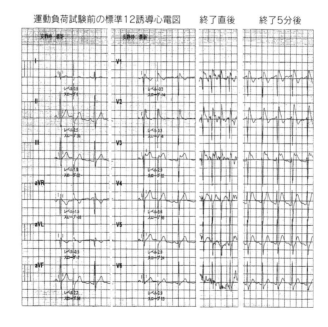

運動負荷試験前の標準12誘導心電図　　終了直後　　終了5分後

Mascia G, Arbelo E, Hernandez-Ojeda J, et al. Brugada syndrome and exercise practice: current knowledge, shortcomings and open questions. Int J Sports Med 2017; 38: 573-581.

Subramanian M, Prabhu MA, Harikrishnan MS, et al. The utility of exercise testing in risk stratification of asymptomatic patients with type 1 Brugada pattern. J Cardiovasc Electrophysiol 2017; 28: 677-683.

trivia

Brugada症候群と性ホルモン

　一般的に種々の心室不整脈の有病率には性差がある[1]。周知のようにBrugada症候群の有病率は圧倒的に男性で高いため（疫学研究での男性の割合は72～100%）[2]、その成因に男性ホルモンの関与が以前から指摘されてきた。

　ShimizuらはBrugada症候群の男性群と年齢をマッチさせた対照男性群の身体所見と男性ホルモンを比較検討している。その結果、運動や喫煙、基礎疾患で調整後の多変量解析で血中テストステロン濃度の高値と体格指数（body mass index: BMI）の低値がBrugada症候群と関連していると報告した[3]。

　実際、Brugada型心電図所見の日内変動が血中テストステロン濃度の日内変動と関連したり[4]、前立腺癌の治療の一環で除睾術を受けた後にBrugada型心電図所見が消失した例も報告されている[5]。テストステロンは基礎実験においても種々の外向き電流を増大させることが報告されており[6-8]、Brugada型心電図を形成しやすくすることが考えられる。

1) Nakagawa M, et al: Gender difference in various types of idiopathic ventricular tachycardia. J Cardiovasc Electrophyiol 2002; 13: 633-638.
2) Eckardt L. Gender differences in Brugada syndrome. J Cardiovasc Electrophysiol 2007; 18: 422-4.
3) Shimizu W, et al: Sex hormone and gender difference: role of testosterone on male predominance in Brugada syndrome. J Cardiovasc Electrophysiol 2007; 18: 415-421.
4) Yamaki M, et al: A case of Brugada syndrome in which diurnal ECG changes were associated with circadian rhythms of sex hormones. Int Heart J 2009; 50: 669-676.
5) Matsuo K, et al: Disappearance of the Brugada-type electrocardiogram after surgical castration. PACE 2003; 26: 1551-1553.
6) Shuba YM, et al: Testosterone-mediated modulation of HERG blockade by proarrhythmic agents. Biochem Pharmacol 2001; 62: 41-49.
7) Liu XK, et al: In vivo androgen treatment shortens the QT interval and increases the densities of inward and delayed rectifier potassium currents in orchiectomized male rabbits. Cardiovasc Res 2003; 57: 28-36.
8) Bai CX, et al: Non-transcriptional regulation of cardiac repolarization currents by testosterone. Circulation 2005; 112: 1701-1710.

第3章　J波とは

香川県立白鳥病院 院長　**坂東 重信**

3.1　J波の概念

心電図波形におけるJ点とは、QRS波とST部との接合部をさす。J点が基線から偏位して明らかな波を形成している場合はJ波（J wave）あるいはJ振れ（J deflection）と呼ぶ。J振れを結節（ノッチ）として認める場合はJノッチと呼び、J振れが明瞭にQRS波から分離せず、明らかなJ波を形成しない場合にはJスラー（J slur）と呼ぶ。

J波の形態は、振幅が低いスパイク状の結節として認める場合が多いが、幅が広いdome状あるいは hump（こぶ）状波形を示す場合や、著明な幅広い波として認めることもある。

1938年にTomaszewski[1]が凍死した男性の心電図について報告し、R波に続く幅が広い上向きの波を示し、coved型Brugada心電図のST上昇波形に類似したJ波を示している。Osborn[2]は1953年にイヌの低体温実験において、QRS波の直後にこぶ状の波を認めたことを報告し（図1）、このような波形を示す状態では心室細動が起こり易いことを指摘している。このOsbornの研究が注目され、J波はOsborn波とも呼ばれている。

1992年、Brugadaら[3]が右側胸部誘導に特異な心電図波形を示し、心室細動を起こして突然死する疾患を特発性心室細動の基質の1つとして報告し、その後このような疾患は広くBrugada症候群と呼ばれるようになった。

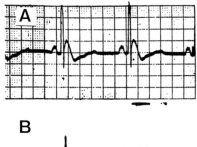
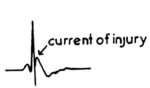

図1　**低体温のイヌの実験で見られたJ波（Osborn波）**
J波を認めた7分後に心室細動が出現している。
（Osborn JJ： Am J Physiol 1953;175:389-398）

彼らは本症候群の心電図的特徴の1つに右脚ブロックをあげたが、正確には右脚ブロック様所見であり、その本質は右脚ブロックではなく、J波の顕著化である。従ってBrugada症候群の最も重要な所見は、J波の出現と顕著化およびST上昇である。

J波の出現機序については、Gussac, Antzelevitchら[4]が報告しているように、心室筋細胞活動電位の再分極第1相から第2相への移行部において、再分極が早く進行して膜電位が早期に低下する部位と再分極が遅れて膜電位が未だ高い部位に電位差（電位勾配）が生じて電流が流れることに起因するとの考えが一般的である（第4章参照）。

J波の出現機序は再分極の不均一性に起因

し、再分極が早い部分と遅い部分が共存する際に出現する。J波が出現する機序については種々の要因が考えられ、イオン電流の発現を規定する遺伝子異常などによる場合もある[5,6]。

3.2　J波の名称

J波の呼び方については、次のような種々の呼称がある。

1) camel hump sign（駱駝のこぶ）
2) Osborn wave
3) hypothermia hump
4) dromedary wave（dromedary＝ひとこぶらくだ）
5) イプシロン波：この呼称は不整脈原性右室心筋症のイプシロン波と混同されるため適当でない。
6) デルタ波：この呼称はWPW症候群のデルタ波と混同されるため適当でない。

3.3　J波の分類

1　J波が出現する誘導部位による分類

A. Haissaguerreらの分類（図2）[7]

HaissaguerreらはJ波の出現部位により下記の如く3型に分類している。

　（a）下方早期再分極：Ⅱ,Ⅲ,aVF誘導に早期再分極波を認める。

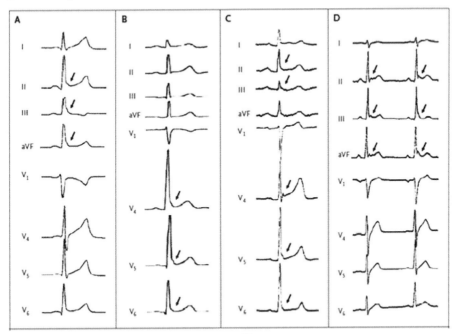

図2　早期再分極のHaissaguerreらによる分類[7]

A.下方早期再分極：下方誘導（Ⅱ,Ⅲ,aVF）でのR波下降脚のST-segmentへの移行部にスラーを認める。

B.側方早期再分極：V4-6のR波下降脚のST移行部にスラーを認める。

C.下側方早期再分極：Ⅱ,Ⅲ,aVF,V4-6のR波下降脚のST移行部にスラーを認める。

D.J波の心拍変動：第1と第2心拍で再分極波の波形の変動を認める。

（Haissaguerre M et al: N Engl Med 2008; 358: 2016-2023）

表1　AntzelevitchらによるJ波の分類

	J波症候群					
	遺伝性			後天性		
	ERS Type 1	ERS Type 2	ERS Type 3	Brugada症候群	虚血によるJWS	低体温によるJWS
	側方に早期再分極	下方または下側方に早期再分極	全般的に早期再分極			
解剖学的部位	左室前側壁	左室下側壁	左右両室	右室	左右両室	左右両室
J点/J波異常を示す誘導	I, V4〜V6	II, III, aVF	全般的	V1〜V3	12誘導いずれでも	12誘導いずれでも
VT/VF	まれ（健常者、アスリート）	あり	あり（電気的storm）	あり	あり	あり

ERS: early repolarization syndrome（早期再分極症候群）
JWS: J wave syndrome（J波症候群）
VT: 心室頻拍, VF: 心室細動

(b) 側方早期再分極：V4-6に早期再分極波を認める。

(c) 下側方早期再分極：II,III,aVF,V4-6に早期再分極波を認める。

B．Antzelevitchらの分類[6]

　Antzelevitchらは、J波をその出現部位により表1に示すようにType 1-3の3型に分類し、予後評価に有用であることを指摘している。

　Type 1： I,V4-6にJ波を認める。健常者やアスリートに認める場合が多く、心室細動の合併はまれである。

　Type 2：下方誘導（II,III,aVF）または下側方誘導（II,III,aVF,V5,6）にJ波を認める。Type 1に比べて危険度が高く、心室細動からの回復例でよく見るが、健常例に見る場合も少なくない。

　Type 3：広汎性J波（global J wave）とも呼ばれ、下方（II,III,aVF）、側方（I,V4-6）、右前胸部（V1-3）などの広汎な誘導にJ波を認める。この型は最も危険な病型で、致死的不整脈の危険性が高く、しばしば心室細動の群発（電気的ストーム, electrical storm）を伴う。

C．Boineauの分類[8]

　早期再分極の表現としてBoineauはERPV（early repolarization variant）と言う表現を用いてる。BoineauはJ波を、その出現する誘導部位により5型に分類している（表2）。彼は早期再分極波の出現部位によるQRS波、ST-T波形の特徴として、QRS波については高電位、QRS波起始部のスラー（mini-delta波）、上行脚の緩やかなスロープ、急峻な内効果様振れ、R波の非対称性（斜塔所見）などをあげている。

　またST-T部については、上方凹のsaddle-back型ST上昇、T波増高、dome状ないし梗塞様ST-T波形を示すことがあり、QT間隔短縮（またはQRS波振幅増大に比べての相対的短縮）を認め、QT間隔延長を認める際には中等度ないし高度の左室肥大を合併している可能性があることを指摘している（図3）。

2　基礎疾患による分類

　a. 低体温性J波、

　b. 虚血性J波、

　c. 特発性J波。

3 J波の上昇度による分類

CASPER registry[9]ではJ波の上昇度により Type 1とType 2に分類している。

Type 1: 2つ以上の誘導でJ波が基線より0.1mV以上の例、

Type 2: 2つ以上の誘導でJ波が基線より 0.05mV以上、0.1mV未満の例。

上昇度の高いType 1波形のJ波を示す例では心室細動のリスクが高い。

表2　Boineauの分類

	分類	J波を認める誘導
A	apical ERPV（心尖部早期再分極）	V_3, V_4
B	lateral ERPV（側方早期再分極）	V_5, V_6
C	anterior ERPV（前方早期再分極）	V_1, V_2
D	inferior ERPV（下方早期再分極）	II, III, aV_F
E	diffuse ERPV（びまん性早期再分極）	四肢誘導＋胸部誘導

ERPV: early repolarization variant

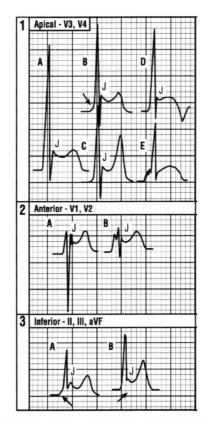

図3　早期再分極波の出現部位によるQRS波、ST-T波形の特徴

QRS波では、高電位、起始部のスラー（mini-delta波）、上行脚の緩やかなスロープ、急峻な内効果様振れ、R波の非対称性（斜塔所見）などの所見を示す場合がある。また上方凹のsaddle-back型ST上昇、T波増高、dome状ないし梗塞様ST-T波形を示す場合がある。QT間隔短縮（またはQRS波振幅増大に比べての相対的短縮）を示す。QT間隔延長があれば中等度ないし高度の左室肥大を疑う。
（Boineau JP: J Electrocardiol 2007;40:3.e 1-10）

J波は正常例でもしばしば認める。J波が最近まで臨床的意義がない心電図棘波であると考えられてきた理由は、この所見が何ら臨床的に異常がない健常者に多く認められることに起因している。表3-5に健常者におけるJ波の出現頻度を示す[7,10-13]。

J波は古くから低体温時に出現することが知られていたが（低体温性J波）、それ以外にも

表3　健常者ないし一般成人におけるJ波の出現頻度

	全例数	J波の出現例数（%）	
		例数	（%）
Namら[10]	1395	46	3.3
Haissaguerreら[7]	412	21	5.1
Rossoら[11] 何らかのJ波	124	16	12.9
Rossoら[11] ≧0.1mV のJ波	124	11	8.9
Tikkanenら[12] ≧0.1mV のJ波	10864	630	5.8
Tikkanenら[12] ≧0.2mV のJ波	10864	67	0.62

(Haissaguerre M et al：N Engl Med 2008；358: 2016-2023; Nam G et al：N Eng J Med 2008；358: 2078-2079; Rosso R, Kogan E,Belhassen B et al : JACC 2008；52 :1231-1238; Tikkanen JT et al: N Eng J Med 2009；361: 2529-2537)

表4　年齢別に見たJ波の出現頻度

年齢（歳）	例数		10万人(年)当たりの頻度	
	男性	女性	男性	女性
≦ 19	160	155	3,136	3,352
20 ― 29	432	551	2,113	1,619
30 ― 39	609	1,250	1,767	1,028
40 ― 49	492	598	1,013	520
50 ― 59	533	478	815	356
60 ― 69	296	236	906	401
70 ― 79	80	78	603	271
≧ 80	10	18	387	77
計	2,612	3,364	1,043	535

(Haruta D et al: Circulation 2011；28: 2931-2937)

表5　J点上昇例の誘導別頻度(10,864例)

J点の上昇度	誘導	例数	（%）
J波（－）または < 0.1 mV		10,234	94.2
J波 ≧ 0.1 mV	下壁または側壁誘導	630	5.8
J波 ≧ 0.1 mV	下壁誘導	384	3.5
J波 ≧ 0.1 mV	側壁誘導	262	2.4
J波 ≧ 0.1 mV	下壁＋側壁誘導	16	0.15
J波 ≧ 0.2 mV	下壁誘導	36	0.33
J波 ≧ 0.2 mV	側壁誘導	31	0.29

(Tikkanen JT et al: N Eng J Med 2009；361: 2529-2537)

アスリート、肥大型心筋症、酸塩基平衡異常、代謝異常、電解質異常（低Ca血症、高K血症など）、中枢神経障害（くも膜下出血など）、肺疾患、抗うつ薬、コカイン中毒、急性肺血栓塞栓症などでも出現することが知られている。

近年、以上の諸病態に加えて、虚血性心疾患（冠動脈攣縮性狭心症、急性心筋梗塞、特に右室梗塞）、諸種のイオンチャネル病（Brugada症候群、不整脈原性右室心筋症、先天性QT短縮症候群など）、特発性心室細動、早期再分極症候群、WPW症候群などの際にも著明なJ波が出現することが知られている（表6）。

虚血性心疾患に見るJ波は虚血性J波（ischemic J wave）と呼ばれ、急性心筋梗塞や冠動脈攣縮性狭心症の際の心室細動の原因の一つとして関心を集めている。

Aizawaら[14]は心筋梗塞急性期における心室細動合併群と非合併群においてJ波の出現率を検討している。心室細動非合併群ではラムダ型（4.1%）または単相性ST変化（5.3%）を示す例の頻度は少ないが、心室細動合併群ではラムダ型を51.6%、単相性ST変化を9.7%に認めている。また、心室細動除細動後の例ではラムダ型を61.7%、単相性ST変化を12.8%の高率に認めている。Aizawaらは、このような研究結果から、心筋梗塞急性期におけるラムダ型ない

し単相性ST変化などの特徴的なST変化の成因にはJ波が関与していることを推察している。

J波にはJスラー、Jノッチ（J結節）、Jハンプ（J hump）、ラムダ波（lamda wave、Λ波）などの諸型がある。これらの内、Λ波とはギリシャ文字のラムダの大文字に似た波形で、J波とST-T部とが融合した波形である。

佐藤ら[15]は冠動脈攣縮性狭心症67例の安静時心電図を検討し、14例（21.0%）にJ波を認め、その波形の内訳はノッチ型5例、スラー型9例であった。J波の出現誘導は下方誘導7例（50.0%）、側方誘導2例（14.3%）、両者に認めた例は5例（35.7%）であった。またアセチルコリンやエルゴノビン使用による冠動脈攣縮誘発時に4例（6.0%）で新たにJ波が出現した。この研究で示されたJ波の出現率は正常者におけるJ波の頻度に比べると明らかに高率である。

Brugada症候群のV$_{1,2}$のR'波様に見える波が、実はJ波であることは現在、広く知られている。Petersら[16]はBrugada症候群と同様にイオンチャネル病に属する不整脈原性右室心筋症（arrhythmogenic right ventricular cardiomyopathy、ARVC）でのJ波出現率について検討している。この報告では、ARVCに属する359例中112例（31.2%）にJ波を認めている。J波出現誘導では、下方誘導が22.0%と最も多く、下方+側方誘導では6.1%にJ波を認めている。

特発性心室細動では高率にJ波を認める（23.2〜60.0%）。Haissaguerreら[7]は多施設共同試験で特発性心室細動206例について検討し、64例（31.1%）にJ波を認めている。誘導部位別では下方および側方誘導に最も多く認め（46.9%）、下方誘導では43.8%、側方誘導では9.3%であった。

表6　J波が出現する諸病態

1) 低体温
2) 中枢神経障害（くも膜下出血など）
3) 脳障害、脳死時
4) 交感神経破壊を伴う頸部根治手術後
5) 心停止後の蘇生術後
6) 左側頸胸部交感神経刺激
7) Brugada 症候群
8) 特発性心室細動
9) 不整脈原性右室心筋症
10) アスリート心
11) 高K血症など

イオンチャネル病の一種である先天性QT短縮症候群でもJ波の出現が報告されている。早期再分極例では一般にQT間隔が短い傾向にあり、QT短縮症候群では高率にJ波を認める。Watanabeら[17]はJ波の出現が、本症候群での心イベントリスクの推定に有用である可能性を指摘している。

Yagiharaら[18]は顕性WPW症候群120例でカテーテルアブレーション前後におけるJ波出現率について検討し、63例（52.6%）にJ波を認めた。その内、アブレーション前後で共にJ波を認めた例は22例（18.3%）、アブレーション前のみに認めた例は22例（18.3%）、アブレーション後に新たにJ波が出現したのは19例（15.8%）であった。アブレーション前にJ波を認めたのは女性が多く、アブレーション後に出現した例では心房細動の病歴を多く認め、これらの症例では心室の有効不応期が有意に短縮していた。

阿部ら[19]は失神例（平均失神回数3.9回）においてJ波の出現率を検討し、113例中29例（25.7%）にJ波を認めている。対照群（6,657例）における頻度が127例（1.9%）なので、失神例ではJ波の出現頻度は高率である。

Junttilaら[20]は、学生スポーツ選手503例の心電図を解析し、30.0%において下側方誘導にJ波を認めている。このJ波出現率は競技種目による差はないが、左室側壁誘導のJ波は左室高電位と関連し、アフリカ系男性に多く、下壁誘導のJ波の出現は徐脈と関連していたと報告している。

Antzelevitchらの分類（表1）におけるType 1（I, V_{4-6}でのJ波出現）は、男性アスリートで見ることが多く、心室細動の危険性は低いとされている。しかし、アスリートの心臓突然死においても早期再分極との関連性が指摘されている。Capatoら[21]は心停止から生還したアスリートの心電図にはJ波を認める例が有意に多いことを報告している。J波を認めるアスリートの医学的管理については、家族歴や自覚症状などを総合的に勘案し、個々に判断をせざるを得ない。

参考文献

1) Tomaszewski W: Changements electrocardiograpchiques observes ches home mort de roid (in French). Archives du Coeur 1938; 31: 525-528

2) Osborn JJ : Experimental hypothermia: Respiratory and blood pH changes in relation to cardiac function. Am J Physiol 1953; 175: 389-398

3) Brugada P, Brugada J: Right bundle branch block, persistent ST segment elevation and sudden cardiac death: A dictinct clinical and electrocardiographic syndrome. JACC 1992; 20: 1391-1396

4) Gussac I, Antzelevich C: Early repolarization syndrome: Clinical characteristics and possible cellular and ionic mechanisms. J Electrocardiol 2000; 33: 299-309

5) Haissaguerre M, Chatel S, Sacher F et al : Ventricular fibrillation with prominent early repolarization associated with a rare variant of KCNJ8/KATP channel. J Cardiovasc Electrophysiol 2009; 20: 93-98

6) Antzelevich C: Genetic, molecular and cellular mechanisms underlying the J wave syndrome. Circ J 2012; 76: 1054-1065

7) Haissaguerre M, Derval N, Sacher F et al: Sudden cardiac arrest associated with early repolarization. N Engl J Med 2008; 358: 2016-2023

8) Boineau JP: The early repolarization variant: An electrocardiographic enigma with both QRS and J-STT anomalies. J Electrocardiol 2007; 40: 3.e 1-10

9) Derval N, Simpson CS, et al: Prevalence and characteristics of early repolarization in the CASPER Registry. Cardiac Arrest Survivors With Preserved Ejection Fraction Registry. JACC 2011; 58: 722-728

10) Nam G, Kim Y, Antzelevich C : Augmentation of J wave and electrical storms in patients with early reporarization. N Engl J Med 2008 ; 358: 2078-2079

11) Rosso R, Kogan E, Belhassen B et al: J-point elevation in survivors of primary ventricular fibirillation and matched control subjects: Incidence and clinical significance. JACC 2008 ; 52 :1231-1238

12) Tikkanen JT, Anttonen O, Juntilla MJ et al: Long-term outcome associated with early repolarization on electrocardiography. N Eng J Med 2009 ; 361: 2529-2537

13) Haruta D, Matsuo K, Tsuneto A, et al : Incidence and prognostic value of early repolarization pattern in the 12-lead electrocardiogram. Circulation 2011 ; 28: 2931-2937

14) Aizawa Y, Jastrzebski M, Ozawa T et al: Characteristics of electrocardiographic repolarization in acute myocardial infarction complicated by ventricular fibrillation. J Electrocardiol 2012; 45 : 252-259

15) 佐藤光希、池主雅臣、田辺恭彦ら:　心筋虚血における J波と心室細動の関連。新潟県医師会報　2011; 741: 8-11

16) Peters S, Selbig D: Early repolarization phenomenon in arrythmogenic right ventricular dysplasia cardiomyopathy and sudden cardiac arrest due to ventricular fibrillation. Europace 2008; 10: 1447-1449

17) Watanabe H, Makiyama T, Koyama T et al: High prevalence of early repolarization in short QT syndrome. Heart Rhythm 2010; 7: 647-652

18) Yagihara N, Chinusi M, Aizawa Y et al: The prevalence of early repolarization in Wolff-Parkinson-White syndrome with a special reference to J waves and the effects of catheter ablation. J Electrocardiol 2012; 45: 36-42

19) 阿部敦子、池田隆徳、塚田雄大ら:失神発作を有する 患者のJ波の頻度に関する疫学調査. 心電図 2011; 31: 60-63

20) Junttila MJ, Sager SJ, Freiser M, et al: Inferolateral early repolarization in athletes. J Interv Card Electophysiol 2011; 31: 33-38

21) Capato R, Furlanelo F, Giovinazzo V et al: J wave, QRS slurring, and ST elevation in athletes with cardiac arrest in the absence of heart disease: marker of risk or innocent bystander. Circ Arrythm Electphysiol 2010 ; 3: 305-311

trivia

Brugada 症候群における心臓神経堤細胞仮説

　ヒトの心臓の胎生期の発育過程は複雑で、心臓血管系は幾つかの異なる細胞群から形成される。マウス胚胎生7.5日(ヒトでは第2週相当)に心臓前駆細胞は三日月型の心臓原基を作る(一次心臓領域)。これは胎生8日(ヒト第3週相当)には正中線に沿って融合し原始心筒(原始心臓チューブ)を形成する。一次心臓領域を形成する細胞集団は最終的には心臓流出路を除く心臓の広い領域に分布し、左心室を主とした心腔を形成する。

　一次心臓領域の他に、第2の細胞群が心臓原基の内側に発生し(二次心臓領域)、この細胞群は原始心筒が形成される頃には背側の咽頭弓中胚葉領域に位置するようになる。これに含まれる心臓神経堤細胞(cardiac neural crest cell)は、自己複製能と多分化能を持つ外胚葉由来の間葉系細胞で、耳胞から体節3までの神経管背側に起源し、神経管から剥離した後、咽頭弓をへて心臓流出路へと遊走し、流出路中隔を形成する。心臓神経堤細胞は多くのシグナル分子の制御により心臓流出路へ遊走し定着する(図)。

　Brugada症候群における右室流出路の不整脈原性を心臓神経堤細胞の遊走と定着の過程における何らかの異常に起因するとする考えが心臓神経堤細胞仮説である(Elizariら、2007)。Brugada症候群の右室流出路組織が①特有の心筋活動電位波形を示し、②Naチャネルブロッカーに対する感受性が高く、③gap junctionを介した興奮伝導が他の心臓部分と異なる特性を持つ点は心臓神経堤細胞仮説である程度説明できる。

　Brugada症候群における右室流室路の心外膜領域には心臓神経堤細胞ないしその変化した細胞の遺残があり、薬物または他のトリガー因子の関与により、gap junctionやイオン電流が障害され、活動電位が特徴的な波形となって興奮伝導の遅延と不均一な再分極をおこし(再分極分散)、これらがJ波の顕性化、ST上昇、心室不整脈を惹起する可能性が考えられる。

　一般に右室流出路を起源とする心室不整脈は臨床的によくみられ、この領域の心筋細胞群が他の心臓部位とやや異なる電気生理学的な特性を持つ可能性が示唆されている。また右室流出路は最も遅く収縮する必要性からPurkinje線維を欠いており、このことも右室流出路の異なった生理学的、臨床的特異性に関連している可能性がある。

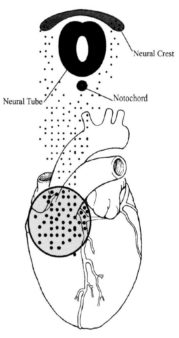

心臓神経堤細胞が神経堤から右室流出路に遊走する状態を示す。
(Elizari MV, et al. Heart Rhythm 2007; 4: 359-365 より引用)

trivia

Brugada 症候群とベクトル心電図

　ベクトル心電図法(vectorcardiography：VCG)は、立体的に変動する心臓起電力を空間的に把握するのに優れている。ベクトル心電図誘導法としては、心起電力の直交軸(X,Y,Z軸)成分をできるだけ歪みなく取り出すために、抵抗網を用いて補正した補正直交軸誘導法であるFrank誘導法が広く用いられている。

　Brugada症候群の際に見る特徴的な心電図所見は、右側胸部誘導に出現するJ波とST上昇であり、これらは当然ベクトル心電図にも反映される。Brugada症候群のベクトル心電図所見について検討した諸報告と著者らの検討結果によると、心電図がcoved型ST上昇を示す時点におけるQRS環の瞬時ベクトルは右上前方に向かう。

　この右上前方に向かうQRS瞬時ベクトルは、第4肋間胸骨縁に電極を置く通常の右側胸部誘導($V_{1,2}$)より、高位(第3, 2肋間)に電極を置く高位右側胸部誘導の方がより正面でとらえられる。従ってBrugada症候群では、$V_{1,2}$誘導よりV_1', V_2'誘導やV_1'', V_2''誘導でJ波の振幅やSTレベルが増高する(図A)。またT環の最大ベクトルは左下方に向かうため、coved型T波は高位肋間記録でより陰性化し易い(図B)。

　Brugada症候群では、高位肋間における右側胸部誘導対応部位で特徴的な心電図所見が顕性化し易いことが指摘されている。その理由としてV_1', V_2'やV_1'', V_2''の電極位置は$V_{1,2}$よりもBrugada症候群の不整脈基質である右室流出路により近く位置することがX線透視下での電極装着実験で確かめられている(図C)。

　通常の$V_{1,2}$誘導記録でも、立位時や吸気時にBrugada型心電図が顕性化し易いことも同様の機序によると考えられる。Coved型ST上昇時のベクトル心電図による瞬時ベクトルの検討は、この機序の解明に新たな視点を与えるものと考えられる。近年、標準誘導心電図からコンピュータ技術により合成ベクトル心電図(synthesized VCG)を描画できる多機能心電計が普及しているが、ベクトル心電図を広く学習する上ではhttp://www.udatsu.vs1.jp のwebsiteが役立つ。

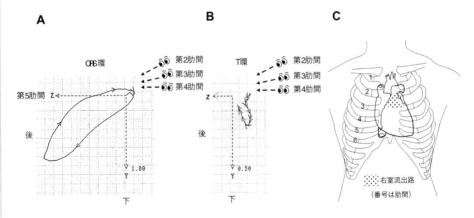

Nakazawa K, et al: Clinical significance of electrocardiography recordings from a higher intercostal space for detection of the Brugada sign. Circ J 2004; 68: 1018-1022.

Pastore CA, et al: Controversial and similar aspects of the Brugada and J wave patterns: the vectorcardiogram point of view. J Electrocardiol 2016; 49: 439-445

Arita T, et al: Vectorcardiographic investigation of Brugada ECG unmasked by recording at higher intercostal space. Cardiol Angiol 2018; 7: 1-12.

Yamawake N, et al: Unmasking Brugada type electrocardiogram on deep inspiration. Circ J 2014; 78: 360-365.

第4章

Brugada症候群の
成因と不整脈の出現機序

九州大学 キャンパスライフ・健康支援センター　丸山　徹

4.1　Brugada 症候群の心電図の成因

　Brugada症候群では右胸部誘導にJ波が出現し、ST部が上昇する。これらの特徴的心電図所見の出現機序については、当初は動物モデルによる実験的検証から再分極異常説で説明されてきた。以下、Antzelevitchら[1]の総説を中心に、Brugada症候群における心電図所見の成因を説明する。

　図1に示すように心筋細胞の活動電位波形の各部は第0-4相と名付けられている。第0相は活動電位の立ち上がり部分（脱分極相）で、速い内向きNa電流（I_{Na}）により形成される。第1相は早期再分極相で、一過性外向き電流（I_{to}）により生じる。第2相は遅い内向きCa電流（I_{Ca}）により形成されるプラトー相で、第3相は複数のK電流により生じる再分極相である。

　一般に活動電位第1相を形成するI_{to}チャンネルは、心臓の各部位によって発現が異なり、心外膜側心筋では心内膜側心筋よりも多く分布する。このため心外膜側では、活動電位持続時間（action potential duration：APD）が短く、第1相から第2相にかけて図2に示すような深いnotchを形成し、spike and dome型波形を描く。

　J波の出現は心筋虚血との関連が報告されているが、虚血時には心筋細胞内ATP量の減少に伴ってATP感受性Kチャネルが活性化され、このチャネルを通る外向き電流（I_{K-ATP}）が流れる（第5章のtrivia［53頁］参照）。

　以上から心外膜側活動電位のnotchの顕著化には、次の2要因が関与する。

　1）外向き電流（I_{to}, I_{K-ATP}）の増加、

　2）内向き電流（I_{Na}, I_{Ca}）の減少。

　図3にBrugada型心電図（saddle-back型およびcoved型）の波形の成因を示す。

　1）正常の場合：心外膜側心筋の活動電位のnotchは小さく、活動電位持続時間が心内膜側に比べて僅かに短いためにJ波は著明でなく、T波は陽性である。

　2）Saddle-back型の場合：notchが著明になると、心内膜側と心外膜側の心室筋細胞の膜電位に差を生じ（貫壁性の再分極分散、transmural dispersion of repolarization：TDR）、J波が増大する。

　3）Coved型の場合：更にnotchが著明になると、domeの出現が遅れて筋層内電位勾配が増大し、心外膜側心筋の活動電位持続時間（APD）が心内膜側心筋のそれを凌駕し、T波は陰性化してcoved patternを示す。Kuritaら[2]は実際にヒトでこれらを検証した。

　典型的心電図所見を示すBrugada症候群症例において、右室流出路心外膜側での単相性活動電位（monophasic action potential）を記

録すると（trivia参照）、明瞭なdomeを認め、その持続時間（monophasic action potential duration）は心内膜側よりも延長する（図4）。

このように動物実験の結果に合致した臨床研究成績も報告され、Brugada症候群の心電図波形の成因として再分極異常説は確定的であるかに見えたが、後述するようにその後脱分極異常説が浮上してきた。

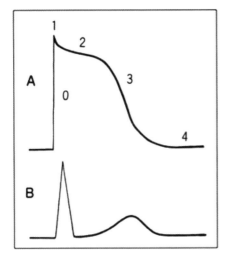

図1 心筋細胞内電位波形と体表面心電図との関係
A：細胞内電位、B：体表面心電図。細胞内電位（膜電位）波形は、この図のごとく第0〜第4相と名付けられている。

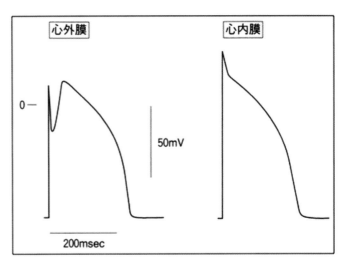

図2 イヌ単離心外膜側心筋細胞と心内膜側細胞の活動電位波形
心筋細胞活動電位の第1相を作る一過性外向き電流（I_{to}）は、心内膜側心筋に比べて心外膜側心筋の方が大きいため、心外膜側では第1相から第2相にかけて深いnotchが形成され、spike and dome波形を描く。第1相と第2相の間のnotchの最も低いレベルの膜電位はdome発生のためのtake-off potentialと呼ばれる。
（Antzelevitch C, Patocskai B: Brugada syndrome: clinical, genetic, molecular, cellular, and ionic aspects. Curr Probl Cardiol 2016; 41: 7-57から改変引用）

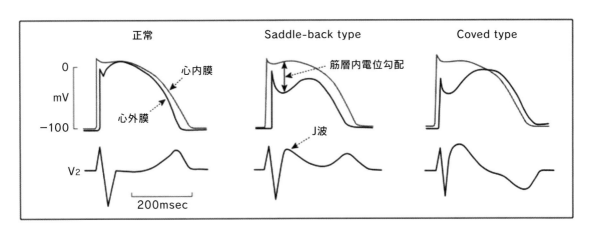

図3 Brugada型心電図波形の成因
正常では心外膜側心筋細胞の膜電位に見るnotchは小さく、活動電位持続時間は心外膜側が心内膜側に比べて僅かに短いため、J波は著明でなく、T波は陽性に描かれる。心外膜側心筋のnotchが著明になると、心内膜-心外膜側心筋細胞の電位に差を生じ（筋層内電位勾配）、J波は増大するが、ST部の上昇は著明でなく、体表面心電図はsaddle-back型を示す。さらにnotchおよびdomeが著明になると、筋層内電位勾配は増大し、心外膜側心筋の活動電位持続時間が心内膜側心筋のそれを上回るようになり、T波は陰性化してcoved patternを形成する。
（Antzelevitch C, Patocskai B: Brugada syndrome: clinical, genetic, molecular, cellular, and ionic aspects. Curr Probl Cardiol 2016; 41: 7-57から改変引用）

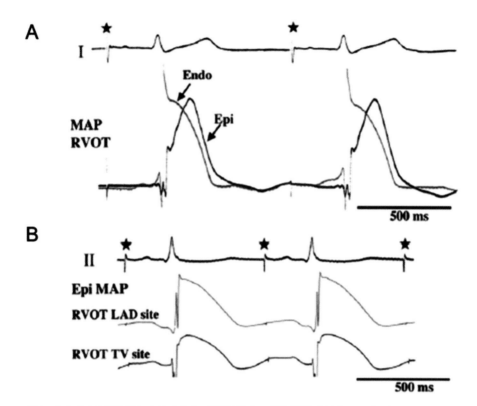

図4　ヒトの右室流出路における心内・外膜側からの単相性活動電位の同時記録

右室流出路（RVOT）の心内膜側（Endo）と心外膜側（Epi）からの単相性活動電位（monophasic action potential, MAP）の同時記録。AはBrugada症候群例で、開胸下での植え込み型除細動器植え込み術中に記録されたもので、心外膜側からのMAPには心内膜側MAPにはないdomeが明瞭に記録されている。またこのdomeの影響で単相性活動電位の持続時間（monophasic action potential duration, MAPD）は心外膜側で延長している。Bは対照例の記録で、冠動脈バイパス手術時に右室流出路の多くの部位でMAPを記録しているが、Aで認めたようなdomeを伴うMAP波形は認められていない。★はペーシングスパイク。

(Kurita T et al: The electrophysiological mechanism of ST-segment elevation in Brugada syndrome. J Am Coll Cardiol 2002; 40: 330-334より改変引用)

4.2　Brugada 症候群における不整脈出現機序

　再分極異常説によると、一部の心外膜心筋細胞でI_{to}が増大し、notchが深くなると、phase 2に関与するI_{Ca}がもはや活性化されなくなるためdomeが消失し（loss of dome）、この部位のAPDは著明に短縮する（trivia［49頁］参照）。そのためAPD短縮を起こしていない周辺部分との間に心外膜面でのAPDに顕著な差を生じ、心外膜面の再分極分散（epicardial dispersion of repolarization:EDR）が著しくなる。

　活動電位のdomeが維持されるか、消失するかはtake-off potentialの紙一重の差に依存する。仮に心筋細胞の電気的結合が正常であれば、電気緊張効果（trivia参照）により近接する心筋細胞間の再分極分散は小さくなるが、Brugada症候群では右室流出路における心筋細胞間の電気的結合が弱いため、EDRは大きく維持される（図5左）。従ってAPDが著明に短い心筋細胞群では、活動電位第2相

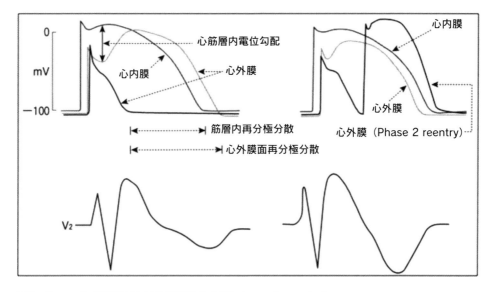

図5　Brugada症候群における不整脈の成因（phase 2 reentry）

一部の心外膜側心筋細胞において、一過性外向き電流（Ito）の増大が著明になると、活動電位持続時間が著明に短縮してdomeは消失する（loss of dome）。このような部位と活動電位持続時間短縮が著明でない部位との間に心外膜面での活動電位持続時間に差を生じる（心外膜面再分極分散、epicardial dispersion of repolarization, EDR）。このような状態になると両部位間に電流が流れ、生じた異常興奮がリエントリーを起こして不整脈が誘発される（phase 2 reentry）。
（Antzelevitch C, Patocskai B: Brugada syndrome: clinical, genetic, molecular, cellular, and ionic aspects. Curr Probl Cardiol 2016; 41: 7-57から改変引用）

（phase 2）で異常興奮が生じる（図5右）。

　図6はこの異常興奮が二次元で旋回してphase 2 reentryを生じている状態を示す。このphase 2 reentryは、動物実験における光学的な心表面マッピングで、APDがより不均一で、EDRが大きい部位に生じ易いことが証明されている[3]。すなわち、J波の顕著化およびST上昇はTDRの増加により生じ、心室細動のきっかけとなるphase 2 reentryはEDRの増大により生じる。

　一般に隣接する心筋細胞は、gap junctionにより互いに電気的に結合している（trivia参照）。Gap junctionを形成するタンパクはコネキシンとよばれる。近年、Brugada症候群では右室流出路の心外膜下筋層組織に脂肪浸潤や線維化を認めたとの報告が多く発表され（図7）、同部でのコネキシンの発現が減少しているとの知見も報告されている[4]。

　Brugada症候群が発表された当初は、本症には明らかな器質的心疾患を認めないとされてきたが、右室流出路の微細構造に異常があり心筋細胞の電気的結合が弱ければ、局所的な伝導遅延を起こし易い。近年、このような報告に基づき、Brugada症候群の成因としての脱分極異常説が浮上してきた。実際、Brugada症候群症例の中にはこのような微細構造異常を基盤とし、臨床電気生理学的な右室流出路心外膜面に興奮伝導遅延を認めたとの報告がある[5]。

　Brugada症候群症例の右冠動脈円錐枝にガイドワイヤーを挿入して右室流出路心外膜側の局所電位を記録すると、遅延電位や分裂電位が記録されたとの報告は多い（第7章参照）。これらの知見によりBrugada症候群を単なる器質的心疾患を伴わないイオンチャネロパシーの概念のみで理解することが困難になりつつある。

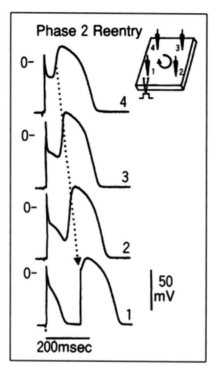

図6　Phase 2　reentryによるリエントリー性不整脈出現機序
　　　Brugada症候群では、心外膜側心筋細胞の活動電位に著明なdomeを認める部位（4）と
　　　domeが消失した部位（3、2、1）が混在する（心外膜面再分極分散増大）。このような状態
　　　下では、domeは部位4から部位3、2、1へと時計廻りに伝播し（phase 2 reentry）、これ
　　　らの部位を順次興奮させ、部位1では連結期が短い心室期外収縮を生じ、これがトリガー
　　　となって心室不整脈（心室頻拍、心室細動など）が誘発される。
　　　（Antzelevitch C, Patocskai B: Brugada syndrome: clinical, genetic, molecular,
　　　cellular, and ionic aspects. Curr Probl Cardiol 2016; 41: 7-57から改変引用）

　しかしBrugada症候群の心電図の成因や不整脈の発生機序については、未だ脱分極異常説と再分極異常説の立場からの論争が続いている。Brugada症候群症例の右室流出路心外膜側心筋に病理組織学的所見を認めたとの報告、ないしこれらの部位に局所異常電位を認めたとの研究結果は脱分極異常説で説明しやすい。

　他方、自律神経の機能変化と連動したBrugada症候群の右側胸部誘導における心電図変化や心室細動直前のJ波の増高やSTレベルの上昇は再分極異常説を支持している。

　Brugada症候群に関連する遺伝学的検討でも、脱分極・再分極論争に終止符を打つことは出来ない。Brugada症候群症例で見る遺伝子変異としては、$SCN5A$を代表とするNaチャネルをコードする遺伝子変異が知られているが、これらは全体の10〜20％程度に認めるに過ぎない。I_{Na}やI_{Ca}などの内向き電流のloss-of-functionを起こす変異も認められているが、I_{to}やI_{K-ATP}などの外向き電流のgain-of-functionを示す遺伝子変異を示す例もある（第10章の表1[87頁]参照）。

　上記した如く、Brugada症候群の不整脈基質は複雑で、脱分極異常と再分極異常が互いに影響しつつ、状況によりそれらの何れかが前面に出る可能性も考えられる。すなわちBrugada症候群の表現型としての心電図異常には再分極異常が前面に立ち、不整脈の発生時には脱分極異常が主役を演じている可能性もある（第7章のtrivia[63頁]参照）。

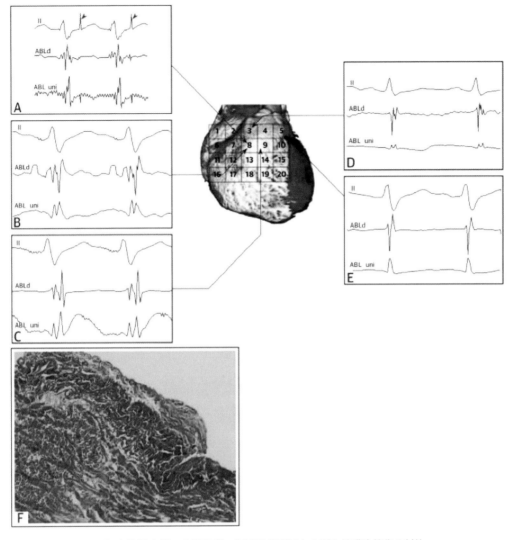

図7　Brugada症候群症例でのCT画像、局所電位所見および心外膜生検像の対比
Brugada症候群症例で開胸下に右室流出路心外膜面マッピングを行い、局所電位で遅延電位、分裂
電位などを示すMRI画像上の対応部に高周波（20-45W）を通電して不整脈基質のアブレーションを
行った。心外膜側心筋生検は異常電位を示した部位からのもので、心外膜側の線維性肥厚を認める。
（Nademanee K, Raju H, de Noronha SV, et al: Fibrosis, connexin-43, and conduction
abnormalities in the Brugada syndrome. J Am Coll Cardiol 66: 1976, 2015から改変引用）

参考文献

1) Antzelevitch C, Patocskai B. Brugada syndrome: clinical, genetic, molecular, cellular, and ionic aspects. Curr Probl Cardiol 2016; 41: 7-57

2) Kurita T, et al. The electrophysiological mechanism of ST-segment elevation in Brugada syndrome. J Am Coll Cardiol 2002; 40: 330-334

3) Aiba T, Shimizu W, Hidaka I, et al. Cellular basis for trigger and maintenance of ventricular fibrillation in the Brugada syndrome model: high-resolution optical mapping study. J Am Coll Cardiol 2006; 47: 2074-2085

4) Nademanee K, Raju H, de Noronha SV, et al. Fibrosis, connexin-43, and conduction abnormalities in the Brugada syndrome. J Am Coll Cardiol 2015; 66: 1976-1986

5) Zhang J, Sacher F, Hoffmayer K, et al. The cardiac electrophysiologic substrate underlying the ECG phenotype and electrogram abnormalities in Brugada syndrome patients. Circulation 2015; 131: 1950-1959

trivia

細胞間結合

　隣接する心筋細胞は互いにgap junctionを介して結合している。この細胞間結合が良好であれば（カップリング状態）細胞間の電気抵抗は低くなり、隣接する心筋細胞間の活動電位波形に差を生じ難い。Brugada症候群では右室流出路におけるgap juncionを構成するコネキシンの発現が低下している。心筋細胞間の電気抵抗が高く、隣接する心筋細胞間の電気的干渉が少ないため、心筋細胞活動電位波形の差異が著明になる。細胞間抵抗も不均一で高いために異方向的な伝導遅延を生じ易い。すなわちBrugada症候群では、心筋細胞間の電気的カップリングが良くないため、隣接細胞間の再分極分散が増大し、伝導遅延も加わってphase 2 reentryが生じ易い基質がある。

Nademanee K, Raju H, de Noronha SV, et al. Fibrosis, connexin-43, and conduction abnormalities in the Brugada syndrome. J Am Coll Cardiol 2015; 66: 1976-1986

trivia

電気緊張効果

　心筋細胞の活動電位波形が隣接する心筋細胞により修飾されたり、心筋の興奮伝導が周囲組織の性状により変化する現象を電気緊張効果という。例えば心筋梗塞後の心筋線維化の主役となる筋線維芽細胞（myofibroblast）は残存心筋とgap junctionを形成し、筋線維芽細胞からの電気緊張効果により残存心筋の静止電位は浅くなり、活動電位波形が変化する。またこの電気緊張効果により残存心筋細胞の活動電位の立ち上がり速度（$\dot{V}_{max}$）が低下し、興奮伝導は遅延して梗塞後不整脈出現の一因となる。

Miragoli M, Gaudesius G, Rohr S: Electrotonic modulation of cardiac impulse conduction by myofibroblasts. Circ Res 2006; 98: 801-810

trivia

単相性活動電位

　細胞内活動電位（transmembrane action potential）は、通常、微小電極やパッチ電極により記録される。一方で心表面に電極カテーテルを置くと活動電位の鏡像に似た細胞外電位が記録される。しかし電極の記録部位に圧迫や吸引などで軽く局所傷害を加えると記録波形は単相曲線様の波形となって細胞内活動電位に類似してくる。心筋表面に陽圧（圧迫）か陰圧（吸引）を加えると、電極直下の細胞群が傷害されて電気的活動のない単なる抵抗体となる。このため電極はこの抵抗体を介して細胞内と電気的に結合し、擬似的に細胞内の電気現象を記録できる。これは単相性活動電位（monophasic action potential：MAP）と呼ばれ、電極近傍の細胞集団の細胞内活動電位を反映したものとされる。実際に細胞内活動電位の持続時間（transmembrane action potential duration：TAPD）は単相性活動電位の持続時間（monophasic action potential duration：MAPD）と極めて良い相関を示す。単相性活動電位は心電図波形と活動電位波形との関連を説明する目的でもよく用いられる。

Moore HJ, Franz MR: Monophasic action potential recordings in humans. J Cardiovasc Electrophysiol 2007; 18: 787-790

活動電位の第1相と一過性外向き電流

　微小電極法による心室筋の活動電位は当初、心内膜側や乳頭筋標本で記録されていた。Antzelevitchらは1990年前後に心外膜側と心内膜側の心筋活動電位を比較して、心内膜側が単相性の活動電位に近いのに対して、心外膜側の活動電位には顕著な第1相があることを報告した。活動電位の第1相は第0相の急峻な立ち上がりに続くnotchに相当するので、心外膜側の活動電位はnotch をはさんだspike & dome型といえる。このnotchを形成する主な原因は4-aminopyridine（4AP）を用いた実験などにより一過性外向き電流（transient outward current: Ito）であることも明らかとなった[1]。

　このItoチャネルには複数の成分があり（4AP感受性の成分とryanodine感受性の成分）、種差や心臓の部位による差が大きく、代謝や加齢の影響を受けやすいなどさまざまな特徴がある[2,3]。加えてItoチャネルは活動電位の持続時間（action potential duration: APD）や有効不応期を頻度依存性に調節するため、Itoチャネルが豊富な部位（心外膜側）とそうでない部位（心内膜側）で心拍数によりAPDが逆転することになる。これは心拍数により心電図上のT波が変化する一つの機序といえる[1]。従来から心外膜側は心内膜側に比べて虚血に感受性が高いとされていた。このような病態ではItoの増加がnotchの振幅の増大とdomeの消失を起こして（loss of dome）、心電図上のST上昇をもたらすと考えられる（図）[4]。

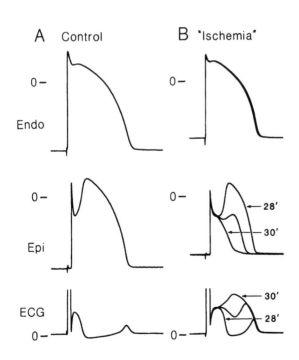

イヌの心内膜（Endo）と心外膜（Epi）の虚血時の活動電位および心電図（ECG）の変化（文献4より引用）。

1) Litovsky SH, Antzelevitch C. Rate dependence of action potential duration and refractoriness in canine ventricular endocardium differs from that of epicardium. JACC 1989; 14: 1053-1066.
2) Escande D, et al. Age-related changes of action potential plateau shape in isolated human atrial fibers. Am J Physiol 1985; 249: H843-H850.
3) Wang DW, et al. Abnormalities of K^+ and Ca^{2+} currents in ventricular myocytes from rats with chronic diabetes. Am J Physiol 1995; 269: H1288-H1296.
4) Lukas A, Antzelevitch C. Differences in the electrophysiological response of canine ventricular epicardium and endocardium to ischemia. Circulation 1993; 88: 2903-2915

第5章

食餌・糖負荷・飽食試験

九州大学病院 血液・腫瘍・心血管内科　横山　拓

　Brugada症候群の症状としては、失神、苦悶様呼吸、心室細動の既往、心肺停止からの蘇生歴などが認められる。これらは日中よりも夜間に多く、夕食後、飲酒後、就寝中に出現し易く、副交感神経機能亢進が心室不整脈の出現に深く関与していることがうかがえる。一般に食餌を摂取すると副交感神経機能が亢進するため、飽食状態での心電図変化をBrugada症候群のリスク評価に用いる試みがなされてきた[1-3]。飽食試験は簡便で、患者の協力を得易い非観血的負荷試験である。

　Ikedaら（2006）[1] は、35例のBrugada症候群症例を薬物負荷試験（第6章参照）などから高リスク群（17例）と中等度リスク群（18例）に分け、これらの例に飽食試験を行った。飽食後に右胸部誘導でST部が上昇した例は35例中17例（49%）で、このような例（飽食試験陽性者）は高リスク群に多く含まれ、致死性不整脈のエピソードを持つ例が有意に多かった。

　Mizumakiら（2007）[2] もホルター心電図のST-RR関係の日内変動の観点からBrugada症候群における食餌の影響を検討している。Brugada症候群（Type 1）28例（有症候性12例、無症候性16例）で、ホルター心電計で記録したV₂誘導波形を食餌の前後で比較し、ST-RR関係の傾き（slope）は有症候性Brugada症候群では食後（昼食後および夕食後）に有意に増大したが、無症候性Brugada症候群ではそのような傾向は認めなかった。

　さらにNishizakiら（2008）[3] は20例のBrugada症候群で食事による右胸部誘導でのST上昇機序を検討している。その結果、夕食後のST上昇は午前0時、深夜3時になるにつれて低下し、食後の血中インスリンレベルと相関したが、血清K濃度や心拍数とは関連しなかった。

　血中インスリン濃度とBrugada症候群のST上昇との関連についてはNogamiら（2003）[4] の詳細な検討がある。Nogamiらは経静脈的糖負荷試験または糖とインスリンの両者を用いる負荷試験を7例の有症候性Brugada症候群に行い、下記のような結果を得た。

1. 糖のみの負荷よりも糖とインスリンの両者を負荷した方が右側胸部誘導でのST上昇の程度が著しい。
2. 糖とインスリンの両者の負荷を行った全例でST上昇を認めた。
3. ST変化と血糖値および血清K値の間には関連を認めなかった（図1, 2）。

　以上の諸家の研究結果から以下のことが推論される。

1. Brugada症候群症例での食餌による右側胸部誘導でのST上昇には種々の要因が関与している。
2. 食餌による胃壁の伸展は副交感神経を活性化してST上昇に関与する。

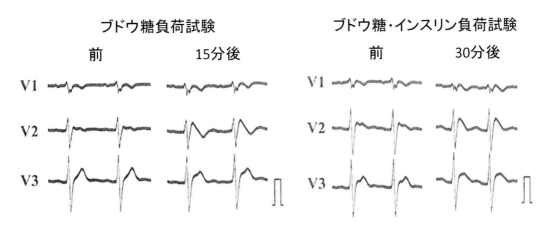

図1 Brugada 症候群例でのブドウ糖負荷試験およびブドウ糖・インスリン負荷試験
心室細動の病歴がある27歳男性にブドウ糖負荷試験（左）およびブドウ糖・インスリン負荷試験（右）を行ったところ、$V_{1,2}$におけるcoved型ST上昇の程度は、後者の方がより顕著であった。本例ではピルジカイニド負荷試験で心室細動が出現した。
（Nogami A et al: PACE 2003;26:332-337）

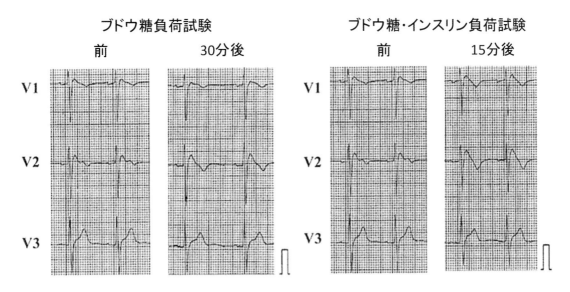

図2 Brugada症候群例でのブドウ糖負荷試験およびブドウ糖・インスリン負荷試験
心室細動の病歴がある45歳男性にブドウ糖負荷試験（左）およびブドウ糖・インスリン負荷試験（右）を実施した。$V_{1,2}$でのcoved型ST上昇の程度は、後者の方が前者より顕著であった。なお本例ではピルジカイニド負荷試験は陽性であった。
（Nogami A et al: PACE 2003;26:332-337）

3. 胃壁の伸展が関与しない糖単独および糖とインスリン併用による経静脈的負荷試験では、前者よりも後者の方が著しいST上昇を起こすため、インスリンがST上昇に関与している可能性が示唆される。

糖のみを負荷した場合は、心筋細胞にも糖が取り込まれてATPが産生され、ATP感受性Kチャネル（trivia参照）は開口し難くなる。すなわち、Brugada症候群での飽食後のST上昇にはATP感受性Kチャネルの関与は否定的で、むしろ一過性外向き電流（I_{to}）やNaポンプ（trivia参照）の関与が考えられる。インスリンはI_{to}電流の機能維持に必須であり[5]、Naポンプを心筋細胞膜表面に誘導してその機能を活性化する[6]。従って食後には心筋細胞でI_{to}電流やNaポンプ電流が増大傾向にある。これらの外向き電流による心内膜下筋層細胞と心外膜下筋層細胞での再分極の促進の程度が異なるため、食後には貫壁性の再分極分散（transmural dispersion of repolarization：TDR）が増大してST上昇が起こると考えられる。

諸家の報告に共通することは、下記の諸点である。

1. 飽食試験は薬物負荷試験より安全に施行できるため、Brugada症候群の高リスク例の抽出に有用である。
2. Brugada症候群のST部の波形および振幅に日内変動があることは広く知られており、その一因として自律神経活動や食事の影響がある。
3. 就寝前の飽食は夜間の不整脈事故の一因になるため、Brugada症候群患者では避けるべきである。

現在、飽食試験は薬物負荷試験ほどには頻用されていないが、下記のような例には積極的に試みるべき方法であると思われる。

1. 短時間に過食する飽食習慣がある例、
2. 食事や飲酒と不整脈事故との関連が疑われる例、
3. 薬物負荷試験を行い難い小児例など。

参考文献

1) Ikeda T, Abe A, Yusu S, Nakamura K, Ishiguro H, Mera H, Yotsukura M, Yoshino H: The full stomach test as a novel diagnostic technique for identifying patients at risk of Brugada syndrome. J Cardiovasc Electrophysiol 2006; 17: 602-607

2) Mizumaki K, Fujiki A, Nishida K, Iwamoto J, Sakamoto T, Sakabe M, Tsuneda T, Sugao M, Inoue H: Postprandial augmentation of bradycardia-dependent ST elevation in patients with Brugada syndrome. J Cardiovasc Electrophysiol 2007; 18: 839-844

3) Nishizaki M, Sakurada H, Mizusawa Y, Niki S, Hayashi T, Tanaka Y, Maeda S, Fujii H, Ashikaga T, Yamawake N, Isobe M, Hiraoka M: Influence of meals on variations of ST segment elevation in patients with Brugada syndrome. J Cardiovasc Electrophysiol 2008; 19: 62-68

4) Nogami A, Nakao M, Kubota S, Sugiyasu A, Doi H, Yokoyama K, Yumoto K, Tamaki T, Kato K, Hosokawa N, Sagai H, Nakamura H, Nitta J, Yamauchi Y, Aonuma K: Enhancement of J-ST-segment elevation by the glucose and insulin test in Brugada syndrome. PACE 2003; 26: 332-337

5) Dubó S, Gallegos D, Cabrera L, Sobrevia L, Zúñiga L, González M: Cardiovascular action of insulin in health and disease: endothelial L-arginine transport and cardiac voltage-dependent potassium channels. Front Physiol 2016; 7: 74. Doi 10.3389/fphys.2016.00074. eCollection 2016

6) Rosta K, Tulassay E, Enzsoly A, Ronai K, Szantho A, Pandics T, Fekete A, Mandl P, Ver A: Insulin induced translocation of Na^+/K^+-ATPase is decreased in the heart of streptozotocin diabetic rats. Acta Pharmacol Sin 2009; 30: 1616-1624

trivia

ATP 感受性 K チャネル

ATP感受性Kチャネル（K_{ATP}チャネル）は心筋細胞内のエネルギー代謝と細胞膜の興奮性を結び付けるKチャネルである。心筋細胞内のATP濃度が増加すると閉鎖し、ATP濃度が減少してADP濃度が増加すると開口する。心筋が虚血状態になると、細胞内ATP濃度が減少してK_{ATP}チャネルは開口し、外向き電流が生じる。そのため心筋細胞の活動電位は虚血時には再分極が促進され、Caチャネルを介して細胞外からのCa^{2+}流入が減少し、Ca^{2+}過負荷による心筋障害が軽減される。すなわち心筋虚血時にはK_{ATP}チャネルは心筋保護的に作用する。

他方、K_{ATP}チャネル（Kir6.1チャネル）の変異（gain-of-function）は、Brugada症候群（BrS）の1表現型である（BrS10型）。糖尿病治療薬であるスルフォニルウレア（SU）剤は、膵島 β 細胞のK_{ATP}チャネルを阻害（閉鎖）して β 細胞の脱分極を起こし、Ca^{2+}流入による β 細胞からのインスリンの分泌を促進する（興奮分泌連関）。

trivia

Na ポンプ

心筋細胞内K^+濃度は心筋細胞外に比べて高く、Na^+は逆の分布を示す。心筋では電気的興奮を起こすたびに心筋細胞内にNa^+が流入し、細胞外にK^+が蓄積するため、これを是正する仕組みが必要である。このような生理的な濃度勾配の維持機序の1つとしてATP依存性Naポンプ（Na^+/K^+-ATPase）と呼ぶ能動輸送系がある。この能動輸送系はジギタリスにより阻害される。Naポンプは、心筋細胞内の1分子のATPを加水分解することにより3分子のNa^+を細胞外に排出し、2分子のK^+を細胞内に取り込むことができる。従ってNaポンプは起電性の能動輸送を行い、Naポンプが駆動することで外向きのポンプ電流が流れる。

第6章

薬理学的負荷試験

九州大学病院 血液・腫瘍・心血管内科　有田 武史

Somaniら（2014）[1]は、Brugada型心電図を示していない原因不明の心停止例および原因不明の心停止ないし急死家族歴がある174例にVaughan Williams分類（trivia参照）のI群抗不整脈薬であるプロカインアミド（PA）静注を行い、どの程度の頻度でBrugada型心電図波形を誘発できるかについて調査した（CASPER研究：cardjac arrest survivors with preserved ejection fraction registry）。

PA注射量としては15mg/kgから最大1,000mgを用い、50mg/分の速度で静注し、V1,2でのST上昇度＞1mmないし新たなST上昇の出現を陽性と判定した。その結果、12例（6.9%）が陽性結果を示し、原因不明の心停止および急死家族例の中には、かなりの数のBrugada心電図波形が誘発される例が含まれているとの結果を得た。

またTherasseら（2017）[2]は、Brugada症候群の患者家族672人に薬物負荷試験を行い、337例（50%）で陽性所見を認め、平均106カ月の追跡期間中に11例（3.3%）に致死性不整脈の出現を認めた。これらの11例中9例（81.8%）は薬物負荷試験陽性例であった。

安静時には典型的なBrugada型心電図を示さないが、明らかな原因がない心停止を起こした例や、突然死の家族例、右脚ブロックとの鑑別が困難な例などでは、薬物負荷試験がBrugada症候群の正確な診断に有用である。

図1は基礎心電図がsaddle-back型心電図を示していたため、ピルジカイニド（1mg/kg）を静注し、典型的なcoved型Brugada心電図波形に変化した例の心電図を示す。

図2は原因不明の食後に出現する失神を訴え、Brugada症候群が疑われたが、心電図は正常所見であったため、ピルジカイニド静注負荷試験（1mg/kg）を行ったところ、V1,2に典型的なcoved型Brugada心電図波形が出現した例の心電図を示す。

1　適応

Antzelevitchら（2005）[3]の第2次コンセンサス報告では、下記の緒病態ではI群抗不整脈薬を用いる薬剤負荷試験を行うことを勧告している。

1）心停止からの回復例、
2）原因不明の失神例、
3）Brugada症候群の家族例、
4）saddle-back型Brugada心電図波形を示す無症候例。

心室不整脈例の治療と急性心臓死予防のための2015年欧州心臓学会ガイドライン（Prioriら）では、Brugada症候群の診断における薬剤負荷試験の評価はクラスIに分類している。クラスIとは、「その治療または操作が有効、有用、効果的である。」との判定である。

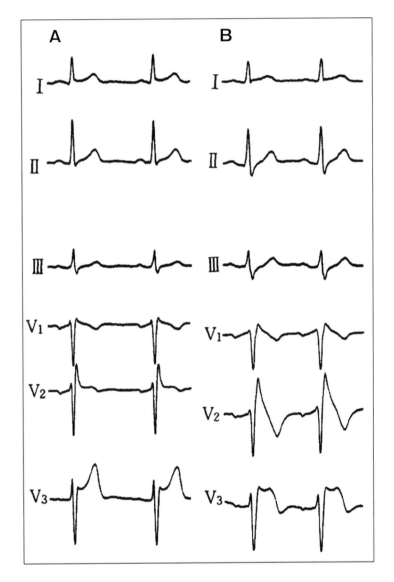

図1　薬理学的負荷試験

A:負荷前、B:ピルジカイニド（1mg/kg）静注直後

負荷前のV2誘導はsaddle-back型ST上昇を示すが、ピルジカイニド静注後には典型的なcoved型ST上昇に変化しており、薬理学的負荷試験陽性と判定される。

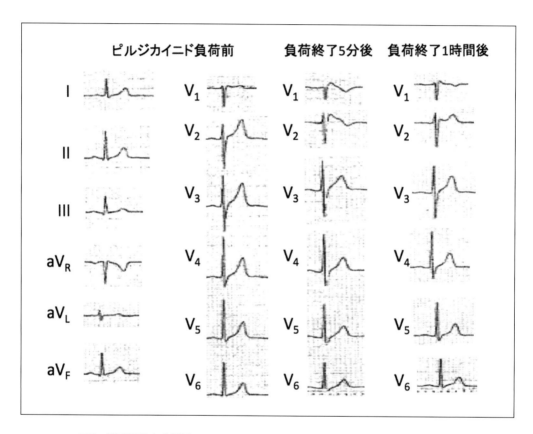

図2　薬理学的負荷試験

負荷前のV$_{1,2}$誘導ではST上昇を認めないが、ピルジカイニド静注後には明らかなcoved
型ST上昇を示し、薬理学的負荷試験陽性と判定される。

2　使用薬剤および使用量

薬物負荷試験実施の際には、救急対応機器（直流除細動器、二次救命装置）を準備し、標準12誘導心電図および血圧モニターを行いながら慎重に実施する必要がある。

薬剤負荷試験に用いる各種のI群抗不整脈薬の使用法は下記の如くである（trivia参照）。

a）pilsicainide：1mg/kgを10分以上かけて静注する（半減期：4～5時間）。最もよく用いられている。

b）flecainide：2mg/kgを10分以上かけて静注する（半減期：9.3 ± 1.3時間）。

c）procainamide：10mg/kgを10分以上かけて静注する（半減期：3～4時間）。

d）ajmaline：1mg/kgを5分以上かけて静注する（半減期：数分）（本邦では注射薬は1995年に発売中止）。

3　実施上の注意

抗不整脈薬の投与により、多形性心室頻拍、時に心室細動か誘発される例がある。このような場合には直ちに試験を中止する。またQRS間隔が注射前値の130%以上に延長した場合も中止するべきである。しかし、薬剤負荷試験を実施した例の50%で、Brugada型心電図波形が出現する前にQRS間隔が延長するとの報告があり、QRS間隔延長のみでテストを中止することについては問題がある。

4　中止基準

薬理学的負荷試験の実施中に以下の所見を認めた場合は、速やかに薬剤静注を中止して心電図モニターを行う。

1）陽性所見（coved型波形）の出現、
2）心室期外収縮を含む心室不整脈の出現、
3）QRS間隔が注射前値に比べて30%以上延長した場合。

5　重篤な心室不整脈出現時の処置

イソプロテレノール点滴静注（1～3μg/分）を行う（第13章参照）。

6　判定基準

1）V_1（and/or$V_{2,3}$）でJ波の振幅の絶対値が$\geqq$2mmの増加を示す場合を陽性と判定する。

2）Type 2, 3からType 1に変化した場合も陽性と判定する。しかし、Type 3からType 2に変化した場合は陽性とは判定しない。

参考文献

1）Somani R, Krahn AD, Healey JS et al: Procainamide infusion in the evaluation of unexplained cardiac arrest: From the cardiac arrest survivors with preserved ejection fraction registry （CASPER）. Heart Rhythm 2014；11; 1047-1054

2）Therasse D, Sacher F, Petit B et al: Sodium-channel blocker challenge in the familial screening of Brugada syndrome. Safety and predictors of positivity. Heart Rhythm 2017；14: 1442-1448

3）Antzelevitch C, Brugada P, Borggrefe M et al: Brugada Syndrome. Report of the second consensus conference. Circulation 2005；111; 659-670

Vaughan Williams 分類

　1970年にVaughan Williams、Singhらが提唱した抗不整脈薬の分類法は、各薬物の電気生理学的薬理作用を簡潔に表現しており、現在も広く用いられている。この分類では抗不整脈薬全体を4群に分け、I群をNaチャネルブロッカー、II群をβ遮断薬、III群を心筋の活動電位持続時間や不応期の延長効果を持つ薬物、IV群をCaチャネルブロッカーに分類する。分類の順序は、薬剤開発の順になっており、各群の薬物は必要に応じて更に細分類されている。しかし、ジギタリス薬はこの分類に含まれておらず、複数の分類にまたがるようなマルチチャネルブロッカーもあり、分類の不整合性が指摘されるようになった。加えて、その後の分子薬理学的研究やイオンチャネル遺伝子研究の進歩などにより、新たな抗不整脈薬の分類法としてSicilian Gambit［Sicilia シチリア（地名）のgambit（手初め、切り出し）］が登場した。

分類	薬効	薬剤
I群	Naチャネル遮断薬 Ia: APD*を延長させる薬物	キニジン、プロカインアミド、ジソピラミド、シベンゾリン、ピルメノール
	Ib: APDを短縮させる薬物	リドカイン、メキシレチン、アプリンジン
	Ic: APDを変えない薬物	ピルジカイニド、フレカイニド、プロパフェノン
II群	β受容体遮断薬	プロプラノロール ナドロール アテノロール ビソプロロール
III群	再分極を遅延させ、APDや有効不応期を延長させる薬物	アミオダロン ソタロール ニフェカラント
IV群	Caチャネル遮断薬	ベラパミル ジルチアゼム ベプリジル

*APD: action potential duration, 活動電位持続時間

Vaughan Williams EM: classification of antiarrhythmic drugs. In symposium on Cardiac Arrhythmias（Eds. Snadoe E, Flensted-Jensen E, Olsen KH）. Astra, Elsinore, Denmark. 1970, 449-472.

Vaughan Williams EM: A classification of antiarrhythmic actions reassessed after a decade of new drugs. J Clin Pharmacol 1984; 24: 129-147.

trivia

Brugada 症候群と Na チャネルブロッカー

　Brugada症候群の薬物負荷試験に用いられる薬物は強力なNaチャネルブロッカー（Vaughan Williams分類のI群）であり、ピルジカイニド、フレカイニド、アジマリンがよく使用される。Shimizuら（2000）は、フレカイニド、ジソピラミド、メキシレチンの3種類のNaチャネルブロッカーが右胸部誘導のSTレベル、QRS間隔、心拍数で補正したQT間隔（QTc）に与える影響を、Brugada症候群のグループ（n = 12）と対照者のグループ（n = 10）で検討している。

　Vaughan Williams分類では、フレカイニドはIc群、ジソピラミドはIa群、メキシレチンはIb群に分類される。検討の結果、Brugada症候群のグループでは対照グループより薬物負荷前のSTレベルが高く、薬物負荷後のSTレベルの上昇はフレカイニド＞ジソピラミド＞メキシレチンの順に大きかった。またQRS間隔の延長の程度も同じ順で大きく、Naチャネルの抑制の強さ（Ic ＞ Ia ＞ Ib）から予測される通りであったが、Brugada症候群のグループでは対照グループより延長の程度が大きかった。またQTcの変化には両グループ間での違いはなかった。これらの結果は、①Brugada症候群に対する薬物負荷試験では、Naチャネルとの結合・解離が遅く、Naチャネルに対する抑制が強い薬物（slow drug）が有用であること、② Brugada症候群ではNaチャネルのI群薬に対する感受性が対照者より全般的に亢進していることを示唆している。

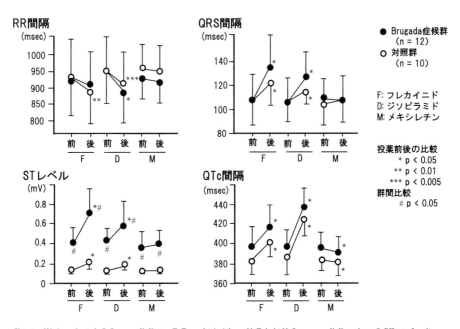

Shimizu W, Antzelevitch C, Suyama K, Kurita T, Taguchi A, Aihara N, Takaki H, Sunagawa K, Kamakura S. Effect of sodium channel blockers on ST segment, QRS duration, and corrected QT interval in patients with Brugada syndrome. J Cadiovasc Electrophysiol 2000; 11: 1320-1329. より引用改変。

心臓電気生理学的検査

第7章

九州大学病院 血液・腫瘍・心血管内科　入江　圭

Brugada症候群の臨床症状は失神発作や突然死で、これらの症状は多形性心室頻拍や心室細動により惹起される。突然死予防のための唯一の確実な治療法は植え込み型除細動器（ICD）の植え込みである。過去に心室細動、心室頻拍、心停止などの既往が明らかなBrugada症候群患者は、ICD植え込みの絶対的適応例である。またそのような既往がない無症候例や、心室不整脈起因の失神が示唆されるが、そのことが心電図で確認されていない例などでは、有症候例に比べて心事故の出現率が低く、予後が良いと一般的に考えられている。しかしこのような例の中にもハイリスク例が混入している場合があるため、そのような例を見いだして突然死を予防することが大切である。

Brugada症候群症例で心臓電気生理学的検査（electrophysiological study：EPS）の一環として心室プログラム刺激を行うと、高率に多形性心室頻拍や心室細動を誘発できる。このような例では、その後の経過中に心事故が出現する危険が高いことが指摘されている。

そのためにBrugada症候群のハイリスク例に対し、積極的にEPSを行い、心室プログラム刺激により多形性心室頻拍や心室細動が誘発されるか否かを検査してリスク評価を行いICDの適応について評価する方法が広く行われている。

1　適応

Brugada症候群が考えられる例での心臓電気生理学的検査法の適応は以下の如くである[1]。

1) 自然Type 1心電図（spontaneous type 1 Brugada ECG）を示す例で、多形性心室頻拍や心室細動の記録はないが、原因不明の失神がある場合。

2) Type 1心電図を示す無症候性の若年～中年者で、突然死の家族歴、遺伝子変異、悪性心室不整脈の基質となるような心電図異常（fragmented QRS波、J波）などのリスク因子を持つ例。

なお心室細動からの回復例では、EPSの実施は不必要で、速やかにICDの植え込みを行う必要がある。

2　有用性

Sieriaら（2015）[2]は、自然Type 1 Brugada型心電図波形を示す例およびI群抗不整脈薬静注によりType 1波形に変換可能な例で、EPSを実施した403例で、平均74.3 ± 57.3カ月間の経過観察期間中における心室細動ないし心室頻拍出現予測における有用性について検討している。

その結果、EPSの心室細動ないし心室頻拍出現の陽性的中率は21.6%、陰性的中率は97.7%と評価される。これを無症候例に限って検討すると、陽性的中率は18.2%、陰性的中率は98.3%となる。

「陽性的中率が高い」とは、「検査結果が陽性と判定された場合に、真の陽性（有病率）である確率が高い」という意味である。また陰性的中率とは、ある検査において「陰性と判定された場合に、真の陰性である確率」を意味している。

このようにEPSは陰性的中率は高いが陽性的中率が低いため、心事故の予測因子としての価値は高くないとされている。しかし、ICDの頻回作動例における薬剤選択、薬効評価、あるいは心室頻拍のtriggerとなる心室期外収縮に対するカテーテル焼灼後の治療効果判定の際には、EPSによる誘発試験は重要な意義を持つ。

また誘発試験の心事故予測因子としての評価は、Brugada症候群におけるEPSの有用性を否定するものではない。Brugada症候群では、洞不全症候群、心房細動などの心房不整脈を合併する例が多い（第11章の表1［101頁］、表2［103頁］参照）。従って、電気生理学的検査を行い、洞結節機能や心房筋の受攻性を評価することは重要な意義がある。

またBrugada症候群の特徴的心電図波形の成因は、当初、右室流出路における心内膜側と心外膜側の心筋活動電位の再分極相の波形の差異によるとされてきた。この再分極異常説に対し、近年、脱分極異常説が提唱され、広く注目されるようになった。従って、EPSの際に、遅延電位（delayed potential）や分裂電位（fragmented potential）の有無を精査することも重要な意義がある（trivia参照）。

3 実施法

ペーシングカテーテルを用いて、通常、右室心尖部と流出路の2カ所から600または400msecの基本周期に、2連もしくは3連までの期外刺激を加える。最短刺激間隔は200msecが一般的であるが、180msecまたは不応期が出現するまで刺激間隔を短縮する場合もある。

4 判定基準

以下の3項目の内、何れか1項目を認めた際に陽性と判定する。

1) 心室細動の出現、
2) 多形性心室頻拍の出現、
3) 30秒以上続く単形性心室頻拍の出現。

5 臨床的意義

Brugada症候群の予後評価におけるEPSの意義については、Brugadaら[3] をはじめとした極めて有用であるとする報告と、Prioriら[4] の報告のように有用でないとする報告があり、未だ一定の見解がない。

Brugadaら[5] は、無症状であってもEPSにより心室頻拍、心室細動が誘発可能な例では、17.1%がその後の経過観察期間中に心事故（多形性心室頻拍、失神、心室細動、急死）を起こしたが、誘発不能群では2.2%に心事故を起こしたに過ぎなかったことを報告している。

Probstら（2010）は、coved型を示す1,029例の多国間大規模前向き研究を行い、この中でEPSの臨床的意義の評価についても検討している。この研究は参加国であるFrance, Italy, Netherland, Germanyの頭文字をとりFINGER研究と呼ばれている[6]。Probstらはこの研究で、EPSでの不整脈誘発性は将来の不整脈事故出現の予測因子にはならないことを指摘している（第12章参照）。

またPrioriら（2012）もPRELUDE（PRogrammed ELectrical stimUulation preDictive valuE）registry[7] において、EPSでの心室不整脈の誘発性と将来における不整脈事故の出現の間に相関を認めていない。

Sroubekら[8] は65回の心事故を経験した

1,312例からなる8研究についてメタ解析し（平均観察期間38.3カ月）、Brugada症候群では、EPSの際に心室刺激で誘発される不整脈は将来の不整脈リスクを伴う。しかし、臨床的危険因子の方が不整脈リスクとしては一層重要で、EPSでの不整脈誘発性がないことは必ずしも将来の不整脈リスクが低いことを予知せず、ことに高リスク臨床所見を持つ例ではそうであることを指摘している。

　我が国でのEPSの予後的意義についての研究としてはJ-IVF研究（2007）[9]や厚労省委託研究（2009）[10]があり、これらの研究ではEPSでの心室不整脈の誘発性と将来の心事故出現

の間に有意の関連を認めていない。

　しかしMakimotoら[11]は、2連発以内の期外刺激で心室不整脈が誘発される群では、3連発で誘発される群よりも有意に予後が悪いことを報告している。また2017年のJ-IVF研究班による多施設研究では、単発刺激で誘発される群では有意に心事故出現率が高いことを報告している[12]。

　このように、EPSでの心室期外刺激による心室不整脈の誘発性と将来における心事故出現率との間の相関について一定の見解が見られない理由の一つとして、施設間で刺激部位や期外刺激法のプロトコールが異なることが関与している。

参考文献

1) 青沼和隆ら:遺伝性不整脈の診療に関するガイドライン（2017年改訂版). 日本循環器学会、日本心臓病学会、日本不整脈心電学会、2018.3.23

2) Sieira J, Conte G, Ciconte G, et al: Prognostic value of programmed electrical stimulation in Brugada syndrome: 20 years experience. Circ Arrhythm Electrophysiol 2015; 8: 777-784

3) Brugada J, Brugada R, Brugada P：Determinants of sudden cardiac death in individuals with the electrocardiographic pattern of Brugada syndrome and no previous cardiac arrest. Circulation 2003; 108: 3092-3096

4) Priori GS, Napolitano C, Gaspari M, et al: Natural history of Brugada syndrome. lnsight for risk stratification and management. Circulation 2002; 105: 1342-1347

5) Brugada P, Brugada R, Antzelevitch C, et al：Long-term follow-up of indivuduals with the electrocardiographic pattern of right bundle branch block and ST-segment elevation in precordial leads Vl to V3. Circulation 2002; 105：73-78

6) Probst V, Veltmann C, Eckardt L, et al: Long-term prognosis of patients diagnosed with Brugada syndrome: Results from the FINGER Brugada Syndrome Registry. Circulation 2010; 121: 635-643

7) Priori SG, Gasparini M, Napolitano C, et al: Risk stratification in Brugada syndrome. Results of the PRELUDE （PRogrammed ELectrical stimUlation

preDictive valuE） registry. J Am Coll Cardiol 2012; 59: 37-45

8) Sroubek J, Probst V, Mazzanti A, et al: Programmed ventricular stimulation for risk stratification in the Brugada syndrome: A pooled analysis. Circulation 2016 ; 133: 622-630

9) Takagi M, Yokoyama Y, Aonuma K, et al: Japan idiopathic ventricular fibrillation study （J-IVFS） investigators. Clinical characteristics and risk stratification in symptomatic and asymptomatic patients with Brugada syndrome: Multicenter study in Japan. J Cardiovasc Electrophysiol 2007; 18: 1244-1251

10) Kamakura S, Ohe T, Nakazawa K, et al: Brugada Syndrome Investigators in Japan. Long-term prognosis of probands with Brugada-pattern ST-elevation in leads V1-V3. Circ Arrhythm Electrophysiol 2009; 2: 495-503

11) Makimoto H, Kamakura S, Aihara N, et al: Clinical impact of the number of extrastimuli in programmed electrical stimulation in patients with Brugada type 1 electrocardiogram. Heart Rhythm 2012; 9: 242-248

12) Takagi M, Sekiguchi Y, Yokoyama Y, et al, Japan Idiopathic Ventricular Fibrillation Study （J-IVFS） investigators. The prognostic impact of single extra-stimulus on programmed ventricular stimulation in Brugada patients without previous cardiac arrest: multicentre study in Japan. Europace 2018; 20: 1194-1200

trivia

心内局所異常電位の意義について

　Brugada症候群の症例では右室流出路の心外膜マッピングで分裂電位(fragmented potential)や遅延電位(delayed potential)を認めることが報告されている。これらの異常な局所電位は心外膜面での心室伝導遅延を示唆するとされ、Brugada症候群の症例において心外膜生検像で局所的な線維化や脂肪変性が認められるとする知見に矛盾しない。これらが心外膜側の興奮伝播の障害となり不規則かつ不均一な伝導遅延が起きるとphase 2 reentryが生じやすくなる。

　しかしこれらの局所異常電位は、双極心内電位図により体表面QRS波の時相から遅れて記録される持続時間が133ミリ秒以上の低振幅(< 0.5mV)の電位である。あくまで臨床電気生理学的に定義されたもので、その成因や病因に結びつくものではない。これらの異常な局所電位は心室内の遅延伝導を示すとも解釈できるが(図A)、一方で心外膜側において活動電位持続時間が大きく違う近接した組織間で電気緊張効果により後電位(afterpotential)が生じれば遅延電位となりうる(図B)。すなわち局所異常電位は図Aの脱分極異常説でも図Bの再分極異常説でも解釈は可能である。

　Brugada症候群に対する非薬物療法としてこれらの心内電位図における異常電位を指標とした心外膜面アブレーションが近年行われている(第13章参照)。脱分極異常説によれば伝導遅延部位を焼灼していると解釈できるし、再分極異常説に従えば活動電位のドームが消失(loss of dome)したために後電位が生じるほど活動電位持続時間の短い心外膜部分を焼灼しているとも解釈できる。したがって心臓臨床電気生理学や非薬物治療の観点からもBrugada症候群の脱分極異常説と再分極異常説の論争は終わらないのである(第4章参照)。

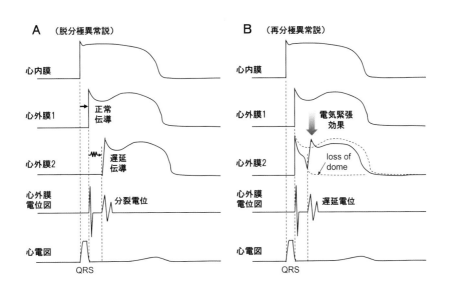

Brugada症候群における心外膜面の心内異常電位の成因

Aは脱分極異常説による解釈で、心外膜1から心外膜2へ伝導遅延したため分裂電位が生じている。Bは再分極異常説による解釈で、心外膜1の活動電位のdomeがloss of domeを生じた心外膜2に対して電気緊張効果により後電位を起こしたため、これが遅延電位に反映している。いずれも心外膜1と心外膜2は極めて近接している。

第8章 Brugada症候群の診断基準

徳島県立中央病院 循環器内科　**藤永 裕之**

Brugada症候群は、現在、循環器学領域において最も関心を集めている研究課題の1つである。しかし、本症候群の心電図所見は多様性に富み、典型的なcoved型心電図波形を示し、遺伝傾向が濃厚で突然死する例から、不完全右脚ブロックに類似した非典型的心電図所見を示し、遺伝傾向もなく、無症候性に経過する例に至るまで、幅広いスペクトラムがある。従って本症の診断基準については、さまざまな研究グループから年代の経過と共に研究の進歩を反映したそれぞれの診断基準が提唱されてきた。以下、それらを経時的に紹介する。

8.1　第1次コンセンサス報告（Wilde ら; 2002）

2002年、欧州心臓病学会不整脈分子機序研究グループは、欧州心臓病学会の意向を受けてBrugada症候群の診断基準を作成した（コンセンサス報告2002）[1,2]。この勧告では、Brugada型心電図を図1に示すようにType 1-3の3型に分け、下記の諸項目を満たす場合をBrugada症候群と診断する。

1) V1-3の少なくとも1誘導以上でcoved型を示し、

かつ下記6項目の内、何れか1項目を満たす場合にはBrugada症候群と診断する。

(1) 記録された心室細動、
(2) 自己終息的な多形性心室頻拍（自然停止する傾向がある多形性心室頻拍）、
(3) 45歳以下の年齢層での心臓突然死の家族歴、
(4) 家族にType 1心電図を示す例がいる場合、
(5) 心室プログラム刺激で心室細動、多形性

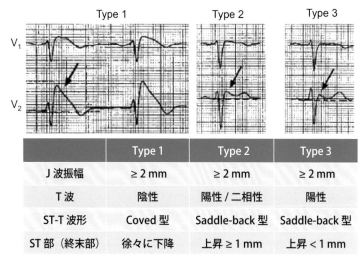

	Type 1	Type 2	Type 3
J波振幅	≧2mm	≧2mm	≧2mm
T波	陰性	陽性／二相性	陽性
ST-T波形	Coved型	Saddle-back型	Saddle-back型
ST部（終末部）	徐々に下降	上昇≧1mm	上昇<1mm

図1　第1次コンセンサス報告におけるBrugada型心電図の波形分類
Wilde AAM, Antzelevitch C, Borgreffe M et al: Proposed diagnostic criteria for the Brugada Syndrome. Eur Heart J 2002;23:1648-1654

心室頻拍が誘発可能な場合、

(6) 失神発作ないし夜間のあえぎ呼吸の病歴。

2) 基礎状態でType 2ないしType 3心電図波形を示し、薬剤負荷でType 1に変化した場合は上記1) に準じる。

註：(1) 薬物負荷でST上昇が＜2mmの場合は診断できない。

(2) Type 3心電図がType 2に変化した場合も診断できない。

(3) 臨床所見を伴わず、心電図所見のみを示す場合はBrugada症候群と呼ばず、「特発性Brugada ECG pattern」と呼ぶ。

(4) 基礎心電図が正常で、薬物負荷によってのみBrugada型心電図を示す例の予後は良好である。

このコンセンサス報告 (2002) では、Brugada症候群と診断するためには、右側胸部誘導でST上昇を起こす下記の諸病態を除外すること

が必要であるとしている。

①脚ブロック
②急性心筋梗塞
③急性心膜炎
④大動脈瘤
⑤三環系・四環系抗うつ薬の過剰投与
⑥各種の中枢神経、自律神経異常
⑦Duchenne型筋ジストロフィー
⑧Friedreich失調症
⑨Thiamine欠乏症
⑩高Ca血症
⑪高K血症
⑫コカイン中毒
⑬不整脈原性右室心筋症
⑭縦隔腫瘍
⑮先天性QT延長症候群Ⅲ型 (LQT3)
⑯心室早期再分極症候群
⑰その他のnormal variants（正常亜型）

表1　不整脈原性右室心筋症とBrugada症候群との鑑別

	不整脈原性右室心筋症	Brugada 症候群
年齢 (歳)	25 – 35	35 – 40
男性：女性	3：1	8：1
分布	世界各地	世界各地
遺伝	常染色体性優性	常染色体性
染色体異常	1, 2, 3, 10, 14, (17)	3
遺伝子	hRYR2, plakoglobin	SCN5A
症状	同期、失神、心停止	失神、心停止
環境	労作	安静
画像	形態 - 機能的右室 (＋左室) 異常	正常
病理	線維脂肪組織に置換	正常＊＊
心電図 (再分極異常)	前胸部誘導の陰性T波	V_1 – V_3 の ST 部の high take-off
心電図 (脱分極異常)	イプシロン波、QRS 間隔の延長	右脚ブロック様／左軸偏位
房室伝導	正常	50% で PR / HV 間隔異常
心房不整脈	後期 (二次性)	早期 (一次性、10-25%)
心電図所見の変動性	ほとんど固定性	変動性 (waxing and waning)
心室不整脈	単形性心室頻拍／心室細動	多形性心室頻拍／心室細動
不整脈の発生機序	瘢痕に関連	Phase 2 リエントリー
薬剤の効果 Ⅰ群薬	↓	↑
Ⅱ群薬	↓	↑
Ⅲ群薬	↓	－／↑
Ⅳ群薬	－／↓	－
β刺激薬	↑	↓
自然歴	急死、心不全	急死

Wilde AA, Antzelevitch C, Borggrefe M et al: Proposed diagnostic criteria for the Brugada syndrome. Eur Heart J 2002; 23: 1648-1654

65

なかでも不整脈原性右室心筋症は、病変部位が右室基部にあり、かつ重篤な心室不整脈を起こす点でBrugada症候群に類似しており、これを除外することがBrugada症候群の診断に必要である。表1は不整脈原性右室心筋症とBrugada症候群との鑑別を示す。

8.2 第2次コンセンサス報告 (Antzelevitch ら; 2005)

Antzelevitchら（2005年）[3]は、欧州不整脈協会の承認を受け、Brugada症候群の第2次合意カンファレンス報告を発表した。この報告では第1次報告に若干の改変を加えたが、Brugada心電図をType 1-3の3型に分け、第1型はcoved型、第2,3型をsaddle-back型とする点では同様であった。またNaチャネル遮断薬（flecainide, ajmaline, pilsicainideなど）投与の有無にかかわらず、Type 1波形を認めることが必須条件であるとした。この際、高位右側胸部誘導（第2,3肋間におけるV$_{1,2}$対応誘導）でcoved型を認める場合もBrugada型心電図と定義した。

さらにこの報告では下記の諸病態ではBrugada型心電図類似波形を示す場合があるため慎重に鑑別する必要があることも指摘している。

①非定型的右脚ブロック
②左室肥大
③心室早期再分極
④急性心膜炎*
⑤急性心筋梗塞*
⑥心筋虚血*
⑦肺梗塞
⑧異型狭心症*
⑨解離性大動脈瘤
⑩中枢神経系・自律神経系異常*
⑪低体温*
⑫Duchenne型筋ジストロフィー
⑬Thiamine欠乏症
⑭高K血症、高Ca血症*
⑮不整脈原性右室心筋症*
⑯右室流出路の機械的圧迫（縦隔腫瘍、心膜血腫など）
⑰よく訓練された運動家（アスリート心）
⑱漏斗胸
⑲直流ショック療法後*
⑳各種の薬剤*

上記の20項目の内、*印を付けた疾患（病態）については、Brugada型心電図との鑑別に注意を要するばかりでなく、遺伝子carrierなどの潜在的素因があり、上記の諸項目がトリガー因子として働き、潜在的なBrugada型心電図を顕性化させた可能性についても考慮する必要がある[4]。

8.3 Brugada 心電図波形の心電図診断基準についての コンセンサス報告 (de Luna ら; 2012)

de Lunaら（2012）[5-8]は、上記のBrugada症候群の診断に関する2つの合意報告では、Brugada型心電図をType 1-3の3型に分け、Type 1はcoved型波形、Type 2,3はsaddle-back型波形を示すとしたが、saddle-back型をType 2とType 3の2型に分けることの臨床的意義は明らかでないとし、Brugada型心電図を単純にcoved型とsaddle-back型の2型に分類すること

を提案した。

この提言においても、Brugada症候群と診断するためには心電図がcoved型を示すことを必須要件としている。高位右側胸部誘導の追加記録を行っても、saddle-back型に留まってcoved型を示さない例では、I群抗不整脈薬の静注負荷試験を実施する必要があるが、この方法には重篤な不整脈出現などの副作用があるために、設備が整った専門医療機関での実施

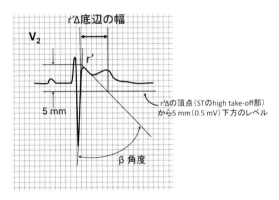

が望ましく、一般診療所での実施は勧められない（第6章参照）。

そのような場合、図2に示すsaddle-back型波形の2指標（β角度およびr'三角形の頂点から0.5mV下方におけるこの三角形の底辺の幅）の測定が、I群抗不整脈薬静注によるcoved型への変換を表2に示すように、80%前後の高い感度および特異度で推定できることを紹介している（表2：de Luna基準の詳細は第2章［21頁］参照）。

図2 **Brugada心電図と不完全右脚ブロックとの鑑別指標の測定方法**

de Luna AB, Brugada J, Baranchuk A et al: Current electrocardiographic criteria for diagnosis of Brugada pattern: a consensus report. J Electrocardiol 2012; 45: 433-442に基づいて作成。

表2 **Saddle-back型波形を示す例で薬剤負荷試験によるcoved型への変換可能性を予測するための2指標の診断精度**

	測定指標	
	β角度	High take-off から下方 5mm での△の底辺の幅
基準値	58°	≧3.5mm
感度	79%	81%
特異度	84%	82%

de Luna AB, Brugada J, Branchuk A et al: J Electrocardiol 2012;45:433-442;
Chevallier S, Forcalz A, Tenkorang J et al: JACC 2011;58 (22) :2290-2298

8.4 遺伝性特発性不整脈患者の診断と治療に関する HRS/EHRA/APHRS 専門家コンセンサス報告（Priori ら；2013,2014）

上記のように第1次および第2次コンセンサス報告が発表され、従来、主として第2次コンセンサス報告に記載されたガイドラインに沿ってBrugada症候群の診断、治療が行われてきた。

2014年にPrioriらはHRS（Heart Rhythm Society）/EHRA（European Heart Rhythm Association）/APHRS（Asia Pacific Heart Rhythm Society）の3学会の協力のもとに、「遺伝性特発性不整脈症候群の診断と治療についての専門家コンセンサス・ステートメント（合意声明書）」を発表し、その一部とし

てBrugada症候群の診断について以下のような診断基準を勧告した[9,10]。

1) 自然またはI群抗不整脈薬静注により第2-4肋間のV[1,2]対応誘導の1つ以上の誘導でST≧2mmの上昇を伴うType 1波形を示す例

2) 第2-4肋間のV[1,2]対応誘導の1つ以上の誘導でType 2またはType 3のST上昇波形を示す例で、I群抗不整脈薬静注によりType 1波形を示す例

鑑別診断としては、Brugada症候群類似の心電図波形を示す下記の多くの疾患、病態を除外する必要がある。それらは非典型的右脚ブロック、左室肥大、早期再分極、急性心膜炎、急性心筋虚血、急性心筋梗塞、急性脳卒中、肺血栓塞栓症、Prinzmetal型狭心症（冠動脈攣縮性狭心症）、下行大動脈瘤、諸種の中枢神経系/自律神経系異常、Duchenne型筋ジストロフィー症、thiamine欠乏症、高K血症、高Ca血症、不整脈原性右室心筋症（ARVC）、漏斗胸、低体温症、右室流出路の機械的圧迫（縦隔腫瘍、心膜血腫など）など多岐にわたる。

自然ないし薬剤誘発性Type 1 Brugada心電図波形を示す多くの例は無症状で、これらの例での下記の諸所見はBrugada症候群の診断を支持する。

Brugada症候群では、運動負荷試験のピーク負荷時にST上昇度が減弱し、回復期に再び上昇する（第2章のtrivia［30頁］参照）。しかし、症例によっては（SCN5A変異陽性例など）、運動中にST上昇度がより著明になる例がある。

その他、第I度房室ブロック、QRS軸の左軸偏位、心房細動、加算平均心電図での心室遅延電位、分節化QRS波（fragmented QRS wave）、長時間心電図記録時に見るST-T波の交互脈（alternans）、左脚ブロック、心室期外収縮等の所見を認める例がある。

8.5 心室不整脈の治療および急性心臓死予防のための 2015 ESC ガイドライン（Priori ら; 2015）

2015年、Prioriを議長とする欧州心臓学会の心室不整脈の治療及び急性心臓死予防のための特別委員会は「心室不整脈の治療および急性心臓死予防のための2015 ESC ガイドライン」を発表した[11]。この中でBrugada症候群の診断に関し、下記のようなガイドラインを示している。

自然あるいはNaチャネル遮断薬（アジマリン、フレカイニド、プロカインアミドまたは、ピルジカイニド）静注後に第2-4肋間でのV$_{1,2}$ないしその対応誘導で記録した心電図が、1つ以上の誘導で≧2mmのType 1波形（coved型波形）を示す例をBrugada症候群と定義した。この基準の勧告度はクラス1（有用ないし有効である）、証拠のレベルはクラスCである。レベルCとは、専門家の意見の一致があり、かつ、または小規模研究/後ろ向き研究/登録研究である。

8.6 J波症候群についての専門家会議報告 （Antzelevitch ら; 2016, 2017）

2016年、Antzelevitchら[12,13]は、J波症候群に関する専門家合意報告を発表した。その中で従来の勧告では、薬剤負荷試験後にcoved型波形を示す例もBrugada症候群と診断されたが、このような例が重篤な不整脈を起こすリスクは著しく低く、薬剤負荷試験の偽陽性率も低くないとの報告もあり、従来の基準では過診断を招く恐れがあるとして、以下のようなスコアシステムを用いる新しい基準（Shanghai score system）を紹介している（表3）。

またこの専門家合意報告では、Brugada症候群を予後やMRI検査（第12章のtrivia［117頁］参照）との関係でType1-3に分類している。

1 Ⅰ型(Type 1波形)

第4,3,2肋間でのV$_{1,2}$対応誘導で、≧2mmの ST上昇を示すType 1波形を少なくとも1誘導 以上で認め、併せて下記の1項目を満たす際に Brugada症候群と診断する。

発熱時ないしNaチャネル遮断薬静注でⅠ 型に変化するⅡ型ないしⅢ型ST上昇例は自然 Type 1と同等に取り扱うことはできない。Ⅰ群 抗不整脈薬静注によりType 1波形を認める例 には偽陽性例もあり、かつこれらの例の予後は さほど悪くないため、下記項目の少なくとも1項 目を満たすことがBrugada症候群と診断するに は必要である。

①記録された心室細動、多形性心室頻拍、

②恐らく不整脈起因と思われる失神、

③剖検のない45歳以下の年齢層での心臓性 急死家族歴、

④家族内にcoved型心電図波形例の存在、

⑤夜間瀕死時様呼吸、

⑥これらの環境下で、心臓電気生理学的検 査の際に1-2個の早期刺激で心室頻拍や

心室細動が誘発可能な場合はBrugada 症候群の診断を支持する。

2 Ⅱ型(Type 2波形)

V$_{1-3}$などの右側胸部誘導で≧0.5mmのST上 昇(一般にV$_2$では≧2mm)を示し、凹型ST上 昇を伴う。V$_2$では陽性T波、V$_1$ではいろいろな T波形を示す。

3 Ⅲ型(Type 3波形)

Coved〜saddle-back型の1mmのST上昇を 特徴とする。このような例では、標準部位での 記録と共に、V$_{1,2}$対応の高位肋間記録を勧め る。MRI検査を用いて右室流出路を同定し、こ れに対応した部位での心電図記録は診断率を向 上させる。興味深いことは、Type 1波形のほとん どは、胸骨上ないし傍胸骨縁では第3肋間で認め られる。Brugada症候群のほとんどの例で、V$_3$ はBrugada型心電図の診断に有用でない。

Antzelevitchらがこのコンセンサス報告 (2016)で紹介したBrugada症候群の診断の ためのShanghai score systemを表3に示す。

表3 Brugada 症候群の診断のためのShanghai Score System

項目	心電図所見	点数
心電図 (標準 12 誘導 / ambulatory ECG)*	標準誘導(ないし高位右側胸部誘導)での自然type 1波形	3.5
	発熱誘発性type 1波形(標準誘導ないし高位右側胸部誘導)	3
	薬物負荷によるtype 2,3からtype 1への変換	2
病歴*	原因不明の心停止、記録された心室細動・多形性心室頻拍	3
	夜間あえぎ呼吸	2
	不整脈起因性と思われる失神	2
	機序/ 原因不明の失神	1
	原因不明の30歳以下の年齢層での心房細(粗)動	0.5
家族歴*	明らかなBrugada症候群の第1,2親等の親族	2
	急死・心臓死の疑い例(発熱、夜間、Brugada顕性化薬剤使用)	1
	第1,2親等親族の< 45歳での原因不明の心臓死剖検実施	0.5
遺伝子検査	Brugada症候群関連遺伝子変異	0.5
	*高得点1項目のみ使用	
判定 (少なくとも心電図1項目 の陽性が必要)	≧ 3.5: probable / definite　　2 – 3: possible　　< 2: non-diagnostic	

Antzelevitch C, et al. J Arrhythmia 2016; 32: 315-339

このスコアシステムでは、判定に用いる項目を心電図所見、病歴、家族歴および遺伝子変異の4項目に分け、それらを更に幾つかに細分して各項目に点数を付け、当該症例の症状、所見に当てはめ、それぞれの項目が何点であるかを評価する。

その際、各項目については高得点1項目のみを用いる。各項目の得点の合計が≧3.5点であればBrugada症候群の診断はdefiniteまたはprobable、2-3点であればposisible、<2点であればnondiagnosticと評価する。この際、少なくとも心電図については1項目以上陽性であることが必要である。

8.7 JCS/JCC/JHRS の合同研究班による遺伝性不整脈の診療に関するガイドライン（2017 年改訂版）

日本循環器学会（JCS）、日本心臓病学会（JCC）および日本不整脈心電学会（JHRS）の合同研究班は、遺伝性不整脈の1つとしてBrugada症候群をとりあげ、その診断基準を表4のように示している[14]。すなわちBrugada症候群と診断する上での必須所見として心電図所見3項目を上げ、その他に主所見（臨床歴4項目）および副所見「臨床歴1項目、家族歴3項目、遺伝子検査結果1項目（保険適応外）」をあげている。

これらを用いてBrugada症候群は下記の基準に沿って診断する。

（1）有症候性Brugada症候群：必須所見（心電図所見）1項目と主所見臨床歴の1項目を満たす場合。

（2）無症候性Brugada症候群：心電図所見1項目のみで、主所見臨床歴がない場合。

無症候性Brugada症候群の場合、副所見臨床歴A、副所見家族歴B-D、副所見遺伝子検査結果E（SCN5A変異）はリスク評価の際の参考にする（表4）。

心電図所見が非タイプ1（タイプ2あるいはタイプ3）心電図のみの場合はBrugada症候群と診断されないが、時間経過と共にType 1心電図が出現する可能性があるため、経過観察（特に主要所見出現時の受診）が必要である。

8.8 まとめ

以上、Brugada症候群についての諸家の診断基準を時系列的に紹介した。本症候群は比較的新たに発見された疾患であり、診断に関する知見も変化してきた。現時点における本症の診断基準としては、Antzelevitchら（2017）が紹介したShanghai score system（表3）あるいは日本循環器学会の遺伝性不整脈の診療に関するガイドライン（2017年改訂版）に示された診断基準（表4）を用いることが妥当であると考えられる。

表4　Brugada症候群の診断基準

必須所見	心電図 （標準12誘導/携帯型）	A. 自然Type 1波形（標準ないし高位肋間記録）
		B. 発熱誘発Type 1波形（標準ないし高位肋間記録）
		C. 薬剤誘発試験でType 1波形に移行したType 2, 3波形
主要所見	臨床歴	A. 原因不明の心停止、心室細動、多形性心室頻拍が確認
		B. 夜間苦悶様呼吸
		C. 不整脈起因が疑われる失神
		D. 機序・原因不明の失神
副所見	臨床歴	A. 他に原因を認めない30歳以下発症の心房細動、粗動
		B. Brugada症候群と確定診断されている
	家族歴	C. 発熱時発症、夜間睡眠時発症、あるいはBrugada症候群 増悪薬物との関係が疑われる心臓突然死を認める
		D. 45歳以下の原因不明の心臓突然死を認め、 剖検で原因が特定されていない
	遺伝子検査結果（保険適用外）	E. Brugada症候群を特定する病原性遺伝子変異（*SCN5A*）を認める

有症候性Brugada症候群：心電図所見1項目と主要所見臨床歴の1項目を満たす場合。
無症候性Brugada症候群：心電図所見1項目のみで、主要臨床歴がない場合。
無症候性Brugada症候群の場合、副所見A（臨床歴）、B〜D（家族歴）、E（*SCN5A*変異）はリスク評価の際の参考とする。
非タイプ1（タイプ2あるいはタイプ3）心電図のみの場合はBrugada症候群と診断されないが、時間経過と共にType 1心電図が出現する可能性もあるので、経過観察（特に主要所見出現時の受診）が必要である。
（遺伝性不整脈の診療に関するガイドライン（2017年改訂版，2018.3.23）より）

参考文献

1) Wilde AA, Antzelevitch C, Borggrefe M et al: Proposed diagnostic criteria for the Brugada syndrome. Eur Heart J 2002; 23: 1648-54

2) Wilde AA, Antzelevitch C, Borggrefe M et al: Proposed diagnostic criteria for the Brugada syndrome: Consensus report. Circulation. 2002; 106: 2514-9

3) Antzelevitch C, Brugada P, Borggrefe M et al: Brugada syndrome: Report of the second consensus conference. Circulation. 2005; 111: 659-70

4) 森博愛: 遺伝性不整脈, 医学出版社, 東京, 2009

5) de Luna AB, Brugada J, Baranchuk A et al: Current electrocardiographic criteria for diagnosis of Brugada pattern: a consensus report. J Electrocardiol 2012; 45: 433-442

6) de Luna AB, Garcia-Niebla J, Branchuk A: New electrocardiographic features in Brugada syndrome. Current Cardiology Review 2014; 10: 1-6

7) Chevallier S, Forclaz A, Tenkorang J, Ahmad Y, Faouzi M, Graf D, Schlaepfer J, Pruvot E: New electrocardiographic criteria for discriminating between Brugada type 2 and 3 patterns and incomplete right bundle branch block. J Am Coll Cardiol 2011; 58: 2290-2298

8) Serra G, Branchuk A, de Luna AB, Brugada J, Goldwasser D, Capulzini L, Arazo D, Boraita A, Heras M, Garcia-Niebla J, Elosua R, Brugada R, Brugada P: New electrocardiographic criteria to differentiate the Type-2 Brugada pattern from electrocardiogram of healthy athlete with r'-wave in leads V1/V2. Europace 2014; 16: 1639-1645

9) Priori SG, Wilde AA, Horie M et al: HRS/EHRA/APHRS expert consensus statement on the diagnosis and management of patients with inherited primary arrhythmia syndromes. J Arrhythmia 2014; 30: 1-28

10) Priori SG, Wilde AA, Horie M et al: HRS/EHRA/APHRS expert consensus statement on the diagnosis and management of patients with inherited primary arrhythmia syndromes. Heart Rhythm 2013; 10: 1932-1963

11) Priori SG, Blomström-Lundqvist C, Mazzanti A et al: 2015 ESC guidelines for the management of patients with ventricular arrhythmias and the prevention of sudden cardiac death. Eur Heart J 2015; 36: 2793-2867

12) Antzelevitch C, Yan G, Ackerman MJ et al: J-wave syndromes expert consensus conference report: Emerging concepts and gaps in knowledge. Europace 2017; 19: 665-694

13) Antzelevitch C, Yan G, Ackerman MJ et al: J-wave syndromes expert consensus conference report: Emerging concepts and gaps in knowledge. J Arrhythmia 2016; 32: 315-339

14) 青沼和隆、池田隆徳、草野研吾ら：遺伝性不整脈の診療に関するガイドライン（2017年改訂版）, 2018.3. 23

trivia

Brugada症候群の疾患モデル

　疾患モデルはその疾患の病因解明、病態の研究、治療薬の開発（創薬）に有用な情報を提供してくれる。Brugada症候群の疾患モデルの最初はイヌの心室筋の楔状標本であった。また近年Brugada症候群の主な疾患関連遺伝子であるNaチャネルをコードする遺伝子SCN5Aを改変したマウスのモデルも使用されるようになった。しかしモデル動物はヒトとの類似性やヒトへの外挿性がつねに問題となる。そこで分子生物学や細胞電気生理学の進歩により動物を使用しなくても宿主細胞に遺伝子発現を行うことでSCN5A変異によるイオン電流への影響をin vitroで解析することが可能になった（第11章の「心筋NaチャネルSCN5A変異の機能異常」[97頁]を参照）。さらに近年のヒトiPS細胞（induced pluripotent stem cell：人工多能性幹細胞）の研究の進歩によりBrugada症候群の遺伝情報を持つiPS細胞を診断・治療・予防法の確立に役立てることも夢でなくなりつつある。しかし疾患関連遺伝子だけでなく環境要因が心事故に大きく影響するBrugada症候群ではそれを加味した疾患モデルも今後重要になると考えられる。主なBrugada症候群の疾患モデルの特徴を表にまとめる。

	長　所	短　所
マウスモデル	●細胞から臓器、生体までの系統的な研究が可能 ●イオンチャネルをコードする遺伝子の改変が可能	●ヒトの心臓への外挿性に限界 ●イオンチャネル発現のヒトとの違い
イヌ心筋モデル	●貫壁性の心筋構造の特徴を維持 ●ヒト心筋との類似性 ●イオンチャネル発現のヒトとの類似性	●Brugada波形は薬剤誘発性[1]
異種発現モデル	●実験的操作が比較的簡便 ●変異チャネルの詳細な解析が可能	●心筋特異的なタンパクの少なさ ●疾患関連の遺伝的背景の少なさ ●宿主細胞による結果の違い[2]
iPS心筋細胞モデル	●Brugada症候群の遺伝的背景を有する ●心筋細胞の表現型に類似 ●ゲノム編集に適する	●表現型が未熟 ●I_{K1}電流が小さい（膜電位が浅い）[3] ●細胞内小器官（サルコメア・T管）が未発達

Sendfeld F, Selga E, Scornik F, et al. Experimental models of Brugada syndrome. Int J Mol Sci 2019; 20: 2123

1. Brugada症候群に特徴的な心外膜側の心筋細胞の活動電位とするためには、Naチャネルブロッカー、CaチャネルブロッカーおよびKチャネルオープナーを投与して、内向き電流を抑制し、外向き電流を増大させる。
2. 宿主細胞としてアフリカツメガエルの卵母細胞やtsA201細胞が使われる。
3. 外向き電流である遅延整流K電流（I_{K1}）は、心筋細胞が非興奮状態における静止電位をK^+の平衡電位に近づける。このイオン電流が減少すると静止電位が浅くなる。K^+の平衡電位（E_K）は以下のNernstの式から計算される。

$$E_K = RT/F \cdot \ln[K^+]_o/[K^+]_i$$

ただしRはガス定数、Tは絶対温度、Fはファラデー定数、$[K^+]_o$と$[K^+]_i$は心筋細胞内外のK^+濃度である。

第9章

Brugada phenocopy

徳島大学 名誉教授　森　博愛

9.1 概念

　本来、Brugada症候群は特発性心室細動の1型で、詳しい検査を行っても明らかな基礎疾患を認め得ないことがその特徴の1つである。しかし、いろいろな心疾患や代謝異常の際に、典型的なBrugada型心電図を示し、基礎疾患の軽快、消退と共に、心電図所見が正常化する例があり、このよう病態を一括してBrugada phenocopyと呼ぶ[1,2]。

　Phenocopyという言葉は「表現型相同」という意味で、「遺伝子異常により生じるものと類似した所見が、環境要因の変化により生じる場合」に用いられる。

9.2 Brugada phenocopy の基礎疾患と基礎病態

　Brugada phenocopyを起こす基礎疾患（病態）としては以下のようなものがある[2]。

1）代謝異常

　低K・高K血症、低Na血症、高Ca血症、低体温、副腎機能不全、甲状腺機能低下症など。

2）右室流出路の機械的圧迫

　前縦隔腫瘍、心臓腫瘍（原発性、転移性）、漏斗胸、食道癌、ファロー四徴症術後など。

3）心筋虚血（右室梗塞、冠攣縮性狭心症）

4）急性肺動脈血栓塞栓症

表1　薬剤誘起性Brugada様心電図の原因となり得る薬剤

Ⅰ. 抗不整脈薬	Ⅱ. 狭心症薬	Ⅲ. 向精神薬	Ⅳ. その他の薬剤
1. Na チャネル遮断薬 　1）クラス 1c 薬：フレカイニド、ピルジカイニド、プロパフェノン 　2）クラス 1a 薬：アジマリン、プロカインアミド、ジソピラミド 2. Ca チャネル遮断薬：ベラパミル 3. β遮断薬：プロプラノロールなど	1. Ca チャネル遮断薬：ニフェジピン、ジルチアゼム 2. 硝酸薬：硝酸イソソルビド、ニトログリセリン 3. K チャネル開口薬：ニコランジル	1. 三環系抗うつ薬：アミトリプチン、ノルトリプチン、デシプラミン、クロミプラミン 2. 四環系抗うつ薬：マプロチリン 3. フェノチアジン：ペルフェラジン、サイアメマジン 4. 選択的セロトニン再取り込み阻害薬：フルオキセチン	1. ジメンヒドリナート（ドラマミン） 2. コカイン中毒 3. アルコール中毒

(Antzelevitch C, Brugada P and Borggrefe M et al:Circulation 2005:111:659-670)

5) 心膜/心筋疾患

急性/慢性心筋炎、心膜炎、筋緊張性ジストロフィー症など。

6) 発熱

7) 薬剤性

抗不整脈薬、狭心症薬、向精神薬などの多くの種類の薬剤により出現する（表1）。

9.3 診断基準

Anselmら[1]はBrugada phenocopyの診断基準として下記の諸項目をあげている。

1) 心電図波形がBrugada心電図波形を示す（coved型、saddle-back型）。

2) 明らかな基礎疾患がある。

3) 失神、心室頻拍などの病歴がなく、家族歴に原因不明の急死、coved型心電図波形保有者がない。

4) Naチャネル遮断薬静注負荷によりBrugada型心電図が出現しない（Naチャネル遮断薬静注負荷試験陰性）。

5) 最近96時間以内に右室流出路操作がなされた例では、薬物負荷試験の実施を要しない。

9.4 Brugada phenocopy の臨床的意義と治療

Brugada phenocopyの臨床的意義についての統一的見解は未だないが、麻酔薬であるpropofolの過量輸液時に見るpropofol-related infusion syndrome（PRIS）を発症した7例中6例（85.7%）でV$_1$にcoved型Brugada心電図波形の出現を認め、これらの例は全例が心室性頻脈性不整脈から治療抵抗性心室細動を起こして死亡したことが報告されている[3]。

他方、Brugada型心電図が出現しても、原因ないし基礎病態の改善により、何ら不整脈事故を起こすことなく、順調に経過する例も多くあり、Brugda phenocopyの臨床的意義についての統一的見解はない。しかし、Brugada型心電図の出現が何らかの原因ないし基礎病態により引きおこされたことが明らかな場合は、速やかにその病因除去を図るように努めるべきである。

9.5 電解質異常

1 高K血症

Brugada症候群の最初の記載の37年前にLevineら[4]は、「K中毒時に認め、透析により正常化する急性心筋梗塞ないし心膜炎類似の傷害電流」という論文の中で、3例の高K血症に基づくBrugada phenocopy例について報告しており、内2例は腎不全起因の高K血症例で

あった。図1は21歳、男性、急性腎不全例の心電図で、上段（A）は血清K値8.1mEq/L時点の心電図で、V$_{1,2}$にcoved型、V$_3$にsaddle-back型Brugada心電図を認める。本例に血液透析を行い、血清K値が4.2mEq/Lに正常化した時点の心電図を下段（B）に示す。血清K値の正常化によりBrugada型心電図は正常化している。

2 低K血症とBrugada phenocopy

　Genaroら (2014)[5] は下痢により生じた低K血症での心電図のV1,2に典型的なcoved型Brugada心電図を認め、これがK製剤の静注による血清K値の補正により正常化する現象が同一例で再現性を持って出現した例を報告している (図2)。

3 高Ca血症

　Mehtaら (2009)[6] は前立腺癌、多発性骨髄腫を持つ62歳の男性例が横紋筋融解症を起こし、血清Ca値が14mg/dL (正常値:8-11) と上昇した時点でV2に典型的coved型Brugada心電図波形の出現を認めたが、高Ca血症の補正後 (8.8mg/dL) には正常化した例を報告している (図3)。

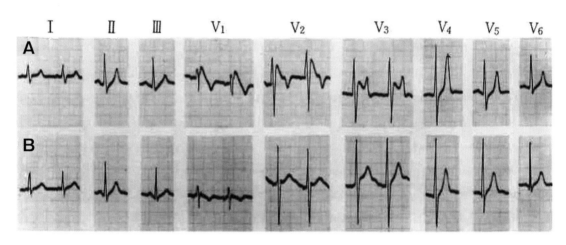

図1　**高K血症によるBrugada phenocopy**
21歳、男性、急性腎不全。A:血清K値8.1mEq/Lの時点でV1,2はcoved型；V3はsaddle-back型波形を示した。B:透析により血清K値が正常化した時点ではV1-3の心電図波形は正常に復した。
(Levine HD, Wanzer SH, Merill JP: Circulation 1956;13;29-36)

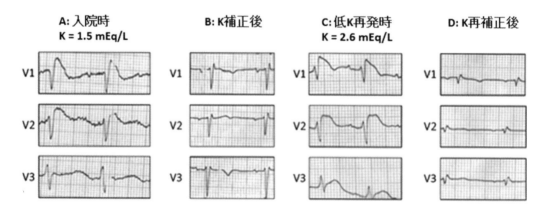

図2　**再現性を示した低K血症でのBrugada phenocopy**
50歳、男性、下痢による低K血症。来院時の血清K値は1.5mEq/Lと高度の低K血症を示し、この時点の心電図 (A) ではV1,2は典型的なcoved型波形を示した。K製剤静注による血清K値の補正後 (B) には、これらの所見は正常に復している。
入院経過中に低K血症が再発した時点 (C、血清K値2.6mEq/L) ではV1,2は再びcoved型波形を示したが、血清K値再補正後には心電図は再び正常化した。
(Genaro NR, Anselm DD, Cervino N et al: Ann Noninvasive Electrocardiol 2014;19(4):387-390)

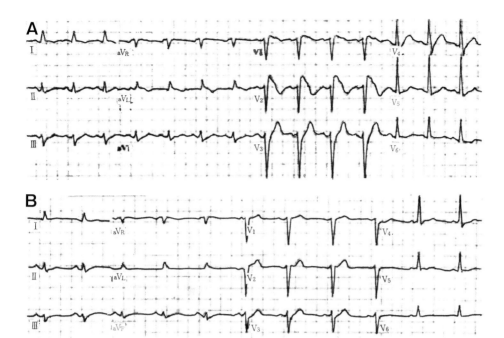

図3 高Ca血症によるBudada phenocopy

62歳、男性、横紋筋融解症。A:血清Ca値14mg/dLの時点の心電図で、V1,2は典型的な coved型Brugada心電図波形を示す。B:高Ca血症の補正後（8.8mg/dL）にはこれら の所見は正常化した。

（Mehta S, Parameswaran AC, Greenspan A et al: PACE 2009;32:e14-e15）

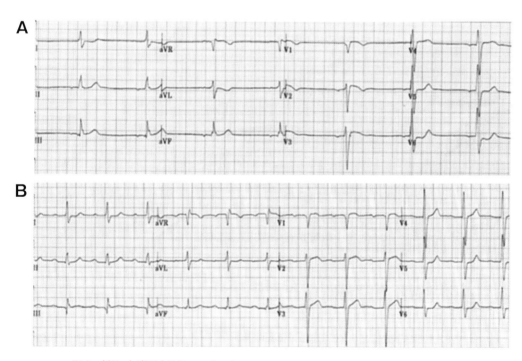

図4 低Na血症によるBrugada phenocopy

63歳、男性。Aは食塩摂取不足、多飲、利尿薬使用により生じた低Na血症 （101mEq/L）時の心電図で、V1-3にcoved型波形を認める。Bは入院36時間後の 血清Na値補正後（119mEq/L）の心電図で、V1-3 の心電図波形は正常化している。

（Tamene A, Sattiraju S, Wang K et al: Europace 2010;12(6):905-907）

4 　低Na血症

　Brugada型心電図波形の成因としては、心外膜側心筋の細胞膜での外向き電流増加と内向き電流減少が強く関与し、中でも後者の役割が大きい。従って、血中Naイオン濃度の著明な低下があるとBrugada型心電図波形が出現し易い可能性が考えられる。

　Tameneら (2010)[7] は、失神病歴、急死家族歴がなく、高血圧、糖尿病、脂質異常症、双極性障害を持つ63歳の男性で、食事中の食塩摂取不足、多飲、降圧薬の副作用のために高度の低Na血症が出現すると共に（101mEq/L；正常値130-150）、$V_{1,2}$にcoved型Brugada心電図波形が出現したが、治療により血清Na値が入院36時間後に119mEq/Lに上昇すると共に心電図所見も正常化した例を報告している（図4）。

9.6 　心筋虚血と Brugada phenocopy

1 　心筋傷害時のST上昇とBrugada症候群でのST上昇の区別

　右側胸部誘導でのST上昇は、前壁中隔梗塞、右室梗塞、アスリート心、心膜炎、心室早期再分極症候群などの際にも出現する。Coved型Brugada心電図における右側胸部誘導でのST上昇と上記の非Brugada症候群でのST上昇を区別するにはCorrado indexが有用である[8,9]。

　図5にCorrado indexの解説図を示す。Coved型Brugada心電図では、ST部の高さはJ点以後は進行性に低くなり、下式の関係が成立する。

　High take off部＞high take off部から40msecの時点＞80msecの時点

　すなわち、ST部がQRS波からhigh take-offする時点でのST部の高さが最も高く、その時点から40msec後の時点でのST部の高さがこれに次ぎ、更にその40msec後方時点でのST部の高さが最も低い。

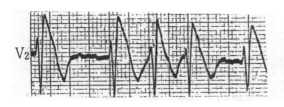

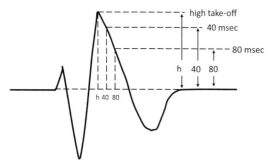

図5 　**Coved型Brugada心電図の診断指標としてのCorrado index**
Coved型Brugada心電図では、ST部がQRS波からhigh take-offする部分の振幅（h）が最も高く、この部から40msec後方のST部の振幅（40）はこれに次ぎ、high take-off部から80msec後方時点のST部の振幅（80）は更に低く、h＞40＞80の関係が成立する。
(Corrado D et al: Eur Heart J 2010;31:243-259)

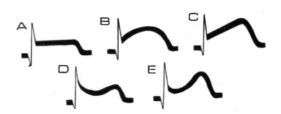

図6 　**心筋傷害時のST上昇波形の諸相**
A:プラトー型、B:ドーム型、C:斜め上昇型、D:三日月型、E:正常型異常上昇。
(Goldberger E: Unipolar Lead Electrocardiography and Vectorcardiography, Lea & Febiger, Philadelphia, 1953)

他方、心筋傷害時のST上昇波形には多様なパターンがあり、Goldberger[10]は図6に示すような諸型を示しており、これらは何れもcoved型Brugada心電図波形とは異なり、Corrado indexを満たしていない。

以下、心筋虚血によりcoved型Brugada心電図が一過性に出現した例の心電図を文献から引用呈示する。

<table>
<tr><td>2</td><td>右室侵襲を伴う急性下壁梗塞で出現したBrugada phenocopy</td></tr>
</table>

Anselmら (1994)[11] は高血圧、糖尿病がある70歳、男性が急性下壁梗塞を起こし、II,III,aVFに著明なST上昇を示すと共に、V1,V3R,V4Rに典型的なcoved型Brugada心電図波形が出現した例を示している（図7A）。本例ではストレプトキナーゼによる線維素溶解療法を行

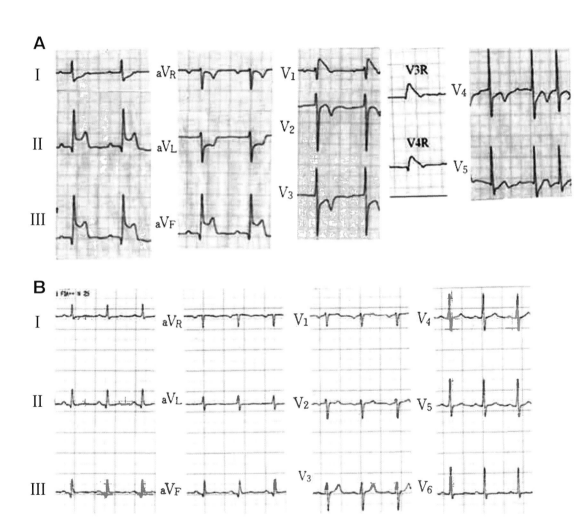

図7　右室梗塞を伴う急性下壁梗塞例（70歳、男性）に出現したcoved型Brugada心電図（A）と線維素溶解療法後のその消失（B）
A:急性下壁梗塞発症によりII,III,aVFに著明なST上昇が出現し、同時にV1,V3R,V4Rに典型的なcoved型波形が出現した。B:ストレプトキナーゼによる線維素溶解療法によりこれらの所見は消失した。
（Anselm DD et al:J Innovaions Cardiac Rhythm Management 2013;4:1092-94から改変引用）

い、Ⅱ,Ⅲ,aVF誘導でのST上昇で示される心筋傷害所見の消失と共に、右側胸部誘導でのcoved型Brugada心電図波形も完全に正常化した（図7B）。なお本例では、後刻、アジマリン静注によるBrugada型心電図誘発試験を行ったが陰性で、また失神病歴や急死家族歴もない。

<table>
<tr><td>3</td><td>心室頻拍のablation治療中に一過性にcoved型Brugada心電図が出現した例</td></tr>
</table>

Horiら（2015）[12]は、前壁中隔・下壁梗塞でバイパス手術を受けた病歴がある63歳、男性例で、心室頻拍のablation治療の目的で僧帽弁尖の近くで左室のsubstrate map作成中に、経心房中隔シースおよびマッピングカテーテルが左室壁を圧迫したと考えられる時点で、心室期外収縮の多発および多形性心室頻拍の出現と共にV1にcoved型Brugada心電図波形に類似した著明なST上昇を認めた（図8）。

このような心電図所見が出現した時点に胸痛などの症状もなく、血圧低下も出現していない。典型的なcoved型波形出現までに要した時間は約20秒で、約2分間持続して認められ、その後は自然に変化出現前の心電図所見に復した。なお本例ではピルジカイニド静注負荷試験を行っているが、Brugada型心電図は誘発されず、Brugada症候群は否定された。

Horiらは、このような心電図異常の成因として右室流出路領域の血液灌流を担っている右冠動脈円錐枝（conus branch）支配領域の虚血を推察している。

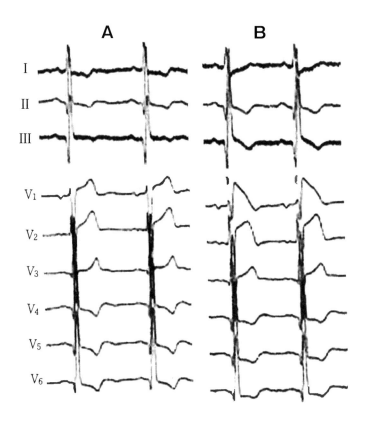

図8 心室頻拍のablation治療中に出現したcoved型Brugada phenocopy（63歳、男性）
A:操作開始前、B:左室マッピング中。BではV1に典型的なcoved型Brugada心電図波形を認める。
（Hori Y et al: J Arrhythmia 2015;31:316-317から改変引用）

9.7 急性肺動脈血栓塞栓症

急性肺動脈血栓塞栓症の際の心電図所見の特徴的所見としては、古くからMcGinn-Whiteのpattern[13]が知られている。これはS1Q3T3 patternとも呼ばれ、I誘導にS波;III誘導にQ波と陰性T波を認め所見をさしている。このpatternには胸部誘導の変化は含まれていないが、本症の血行動態的負荷の特徴は右室の急性拡張期性負荷であるから、不完全右脚ブロックが特徴的な心電図所見である。しかしこの所見は一過性で、発症後短時間以内に認められなくなるため注意深い観察が必要である。

急性肺動脈血栓塞栓症の際の特徴的な心電図所見の一つとして、右側胸部誘導でのST上昇が指摘されており、その中にはcoved型ないしsaddle-back型Brugada心電図波形が出現する例が報告されている。

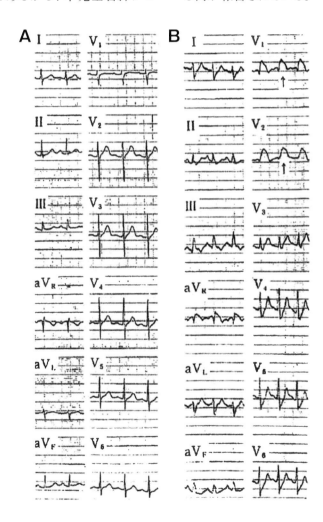

図9 急性肺動脈血栓塞栓症で右側胸部誘導がcoved型Brugada心電図波形を示した例(48歳、男性)
A:脊椎管狭窄手術前の心電図、B:急性肺動脈血栓塞栓症発症直後の心電図。V1,2にcoved型Brugada心電図波形を認める(矢印)。
(長谷川浩一ら:急性右室梗塞様心電図所見を呈した広範肺塞栓症の2例。心臓1991;23(10):1189-1193)

長谷川ら（1991）[14]は、脊椎管狭窄の術後16日目に発症した急性肺動脈血栓塞栓症の48歳、男性例に典型的なcoved型Brugada心電図を認め、発症4時間後に死亡した例を報告している（図9）。本例では剖検で肺動脈主幹部に血栓性閉塞を認めたが、心、肺、冠動脈には何ら異常所見を認めなかった。Aは本例の術前心電図、Bは急性肺動脈血栓塞栓症発症直後の心電図である。BではV1,2に典型的なcoved型Brugada心電図波形を認める。

9.8 急性心筋炎によると思われる Brugada phenocopy

図10Aは倦怠感、発熱、関節痛を主訴として発症した急性心筋炎の入院時心電図（第3病日）である。V1に典型的なcoved型、V2にsaddle-back型Brugada型心電図波形を認める。これらの所見は入院44日後の心電図（図10B）では完全に正常化している。[15]

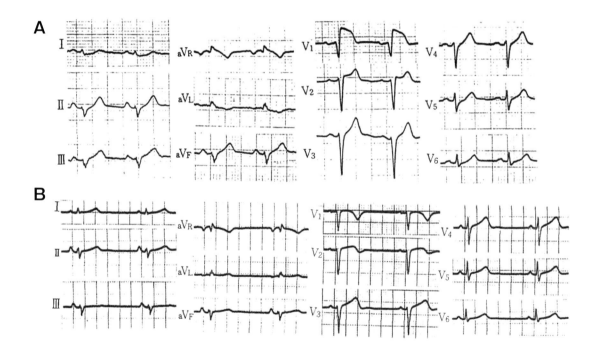

図10　急性心筋炎によるBrugada phenocopy
A：入院時心電図（第3病日）、B：症状軽快後の心電図（入院44日後）。AのV1誘導心電図波形は典型的coved型Brugada心電図波形を示すが、Bでは完全に正常化している。
（森　博愛：Brugada phenocopy. 日本臨床生理誌2015:45（2）;49-56）

9.9 まとめ

　Brugada症候群では、明らかな基礎疾患がないことが特徴の1つであるが、いろんな基礎心疾患や基礎病態がある例に、典型的なBrugada型心電図所見が出現し、基礎疾患（病態）の消退と共に発症前心電図に復する例があり、これらを一括してBrugada phenocopyと呼ぶ。このような心電図変化が出現しても不整脈事故を起こさない例が多いが、propofol infusion syndromeのように高い死亡率を示す例もあるため、このような所見を認めた際には、不整脈の出現に注意し、速やかに基礎疾患・病態の治癒に全力を尽くす必要がある。

参考文献

1) Anselm AA, Evans JM, Branchuk A: Brugada phenocopy: A new electrocardiogram phenomenon. World J Cardiol 204; 26: 81-86

2) Branchuk A, Nguyen T, Ryu MH et al: Brugada phenocopy: New terminology and proposed classification. Ann Noninvasive Electrocardiol 2012; 17: 299-314

3) Vernooy K, Delhaas T, Cremer O et al: Electrocardiographic changes predicting sudden death in propofol-related infusion syndrome. Heart Rhythm 2006; 3: 131-137

4) Levine HD, Wanzer SH, Merill JP: Dialyzable currents of injury in potassium intoxication resembling acute myocardial infarction or pericarditis. Circulation 1956; 13: 29-36

5) Genaro NR, Anselm DD, Cervino N et al: Brugada phenocopy clinical reproducibility demonstrated by recurrent hypokalemia. Ann Noninvasive Electrocardiol 2014; 19: 387-390

6) Mehta S, Parameswaran AC, Greenspan A et al: Hypercalcemia due to rhabdomyolysis mimicking Brugada syndrome. PACE 2009; 32: e14-15

7) Tamene A, Sattiraju S, Wang K et al: Brugada-like electrocardiographic pattern induced by severe hyponatremia. Europace 2010; 12: 905-907

8) de Luna AR, Garcia-Niebra J, Branchuk A: New electrocardiographic features in Brugada syndrome. Current Cardiol Review 2014; 10: 1-6

9) Corrado D, Pellicia A, Heidbuchel H et al: Recommendations for interpretation of 12-leads electrocardiogram in the athlete. Eur Heart J 2010; 34: 243-259

10) Goldberger E: Unipolar electrocardiography and Vectorcardiography, Lea & Febiger, Philadelphia, 1953

11) Anselm DD, Barbosa-Barros R, Sousa de Belem L et al: Brugada phenocopy induced by acute inferior ST-segment elevation myocardial infarction with right ventricular involvement. J Inovations Cardiac Rhythm Management 2013; 4: 1092-1094

12) Hori Y, Nakahara S, Tsukada N et al: Coved type ST elevation during ablation of ischemic ventricular tachycardia. J Arrhythmia 2015; 31: 316-317

13) McGinn S, White PD: Acute cor pulmonale from pulmonary embolism. Its clinical recognition. JAMA 1935; 104: 1473-1480

14) 長谷川浩一、田村敬二、沢山俊民ら:急性右室梗塞様心電図所見を呈した広範肺塞栓症の2例. 心臓 1991; 23: 1189-1193

15) 森　博愛：Brugada phenocopy. 日本臨床生理誌. 1215; 45: 49-56

心臓神経堤細胞仮説と Brugada phenocopy

　遺伝子変異を背景に持つが、明らかな誘因を認めないBrugada症候群と、遺伝子変異を持たず明らかな原因により一過性に出現するBrugada phenocopyとは類縁関係がある。両者に共通した背景としては、右室流出路を中心とした何らかの病的基質が推察される。このヒントになるのが第3章のtriviaで紹介した心臓神経堤細胞仮説（Elizariら, 2007）である。これは心臓の発生過程で心臓神経堤細胞（cardiac neural crest cell）が心臓流出路に遊走する点に関する仮説である。この心臓流出路中隔を形成するのに必要な心臓神経堤細胞は、二次心臓領域との相互作用で多くのシグナル分子により制御されている。

　一般にgap junctionの構成タンパクであるCx43の貫壁性分布は不均一で、心筋中層及び心内膜側では、心外膜側に比べて二倍ほど豊富である。心外膜側におけるCx43の少ない発現は心外膜側心筋での局所の伝導遅延を起こす。また心外膜側の心筋活動電位は相互に電気緊張的な干渉を受けにくくなるので活動電位持続時間が不均一になりやすい。すなわち心外膜側では再分極分散（Epicardial Dispersion of Refractoriness: EDR）が増大し、心外膜面での緩徐伝導と合わせて不整脈の引き金になり得ると考えられる（phase 2 reentry）。また神経堤細胞は、刺激伝導系の形成にも関与するのでBrugada症候群での房室遅延伝導（HV時間の延長）に関与している可能性もある。

　これらの点から右室流出路における心臓神経堤細胞に依存した心筋細胞群は、Brugada症候群の心電図phenotypeの形成に関与すると考えられる。臨床所見が現れない程度の（潜在性の）異常基質が右室流出路に存在し、薬剤やその他の誘因で典型的なBrugada症候群phenotypeの心電図所見を示すのがBrugada phenocopyである。*SCN5A*変異がある例ではこのような変化が更に起こり易いと考えられる。心臓神経堤細胞仮説は未だ仮説の域を出ないが、Brugada phenocopyの数多くの成因とBrugada症候群の遺伝子変異の低い陽性率（15〜30%程度）とのgapを埋めるものと考えられる。

Elizari MV, Levi R, Acunzo RS, et al. Abnormal expression of cardiac neural crest cells in heart development: A different hypothesis for the etiopathogenesis of Brugada syndrome. Heart Rhythm 2007; 4: 359-365.

第10章

Brugada症候群の遺伝的背景

国立循環器病研究センター　石川 泰輔、蒔田 直昌

　Brugada症候群には現在23個の関連遺伝子が報告されている。その内、心筋Naチャネル遺伝子*SCN5A*が全体の10-20%を占める。しかし他の遺伝子を入れても変異陽性率は30%程度で、このような低い変異陽性率の原因としては23個以外の未解明の疾患遺伝子がある可能性、エクソン以外の領域に変異がある可能性、単一遺伝子疾患ではなく多因子疾患である可能性、線維化などの後天的要因や環境要因などを含めた複雑な疾患である可能性などがある。これらを解明するために、網羅的遺伝子解析手法であるエクソームやゲノムワイド関連解析が行われており、次第にBrugada症候群の病態が明らかになりつつある。

10.1　単一遺伝子疾患としての Brugada 症候群

1　Brugada症候群に関連する23個の遺伝子

　Brugada症候群（以下BrS）では、1998年に心筋Naチャネルαサブユニット遺伝子（*SCN5A*）に最初の変異が同定されて以来[1]、心筋Na電流の機能低下（loss-of-function）を起こす*SCN5A*変異が300種余り報告されている。*SCN5A*は最も頻度が高いサブタイプBrS1の責任遺伝子であるが、変異検出率は高々20%程度である[2]。海外の報告では11~28%、我が国でも滋賀医科大学で約8%（17人/213人）[3]、著者らの施設で約14%（23人/163人）の検出率である。*SCN5A*以外にも22個の原因遺伝子（BrS2~23）が報告されているが、そのほとんどが少数例の報告で変異検出率も低い（表1）。

　BrSは「イオンチャネル病」の1つと考えられてきたが、最近、複数のリスク多型が関与することや[4]、炎症・線維化が強く関与しているという報告がある[5]。従ってBrSは、イオンチャネルの単一遺伝子疾患としてだけではなく、複数の修飾遺伝子を含む未知の遺伝的背景や、炎症・線維化などの後天的要因・環境要因を含めた広い枠組みでとらえる必要がある（第8章のtrivia［72頁］参照）。

2　Brugada症候群における*SCN5A*変異の意義

　*SCN5A*変異キャリアと非キャリアを比較すると、前者では心電図PQ間隔および心内電位図HV時間が長く、Naチャネル遮断薬投与時のPQ間隔・QRS間隔の延長幅が大きく、心房細動誘発率が高いという特徴がある[6,7]。しかし*SCN5A*変異の浸透率は低く、心電図異常のないキャリアや、典型的なBrugada心電図を示す非キャリアが存在する家系も知られている[8]。

　また本症の突然死のリスク評価には、失神な

表1 Brugada症候群の責任遺伝子群

障害される電流	サブタイプ	遺伝子	タンパク	変異検出率
INa 内向き Na 電流	BrS1	SCN5A	Nav1.5, Na channel	11～28%
	BrS2	GPD1L	Glycerol-3-phosphate dehydrogenase 1-like	まれ
	BrS5	SCN1b	Nav β1, Na channel	まれ
	BrS7	SCN3b	Nav β3, Na channel	まれ
	BrS13	RANGRF	RAN guanine nucleotide release factor	まれ
	BrS16	SCN2B	Nav β2, Na channel	まれ
	BrS19	SLMAP	Sarcolemma-associated protein	まれ
	BrS21	SCN10A	Nav1.8, Na channel	まれ
	BrS22	FGF12	Fibroblast growth factor 12	まれ
ICa,L L型 Ca 電流	BrS3	CACNA1C	Cav1.2, Ca channel	BrS3 と BrS4 を合わせて 1.6～1.9%
	BrS4	CACNB2b	Cav β2b,Ca channel	
	BrS11	CACNA2D1	Cav α2δ1, Ca channel	まれ
Ito 一過性外向き K 電流	BrS6	KCNE3	MiRP2, K channel	まれ
	BrS9	KCND3	Kv4.3, K channel	まれ
	BrS12	KCNE5	K channel β-subunit	まれ
	BrS14	KCND2	Kv4.2, K channel	まれ
IKr 急速活性化遅延整流性 K 電流	BrS20	KCNH2	hERG, K channel	まれ
IKATP ATP 感受性 K 電流	BrS10	KCNJ8	Kir6.1, K channel	まれ
	BrS18	ABCC9	ATP-sensitive K channel	まれ
If ペースメーカー電流	BrS8	HCN4	Pacemaker channel	まれ
NSCCa Ca 活性化非選択的陽イオン電流	BrS15	TRPM4	Calcium-activated nonselective ion channel	まれ
非イオンチャネル	BrS17	PKP2	Plakophilin 2	まれ
	BrS23	SEMA3A	Semaphorin family protein	まれ

どの症状、突然死の家族歴、電気生理学的心室細動誘発試験、心房細動の有無、加算平均心電図、V1誘導のST上昇などの様々な要因が考慮されているが[9-11]、SCN5A変異情報の有用性には懐疑的な意見が多い[10, 11]。

しかし2017年に発表された日本の多施設共同研究では、発端者415人を平均72カ月にわたって観察し、これまでとは異なった所見を認めた。この研究では追跡期間中、SCN5A変異陽性群は陰性群に比べて、初回心臓イベントを有意に早く経験し（図1）、心事故発生率が高いことを認めた。多変量解析では、SCN5A変異と心停止蘇生の既往歴のみが心停止の予測因子であることが明らかになった（ハザード比1.9、95%信頼区間1.0-3.7；表2)[12]。これらの研究は、BrS患者の遺伝子情報を臨床にフィードバックし、致死性不整脈の発症前リスク予測と個別化治療の実現に道を開き得る可能性がある。

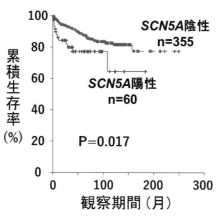

図1　SCN5A遺伝子変異と生命予後に関する
　　カプランマイヤー曲線
SCN5A変異があると有意に予後が悪い。Yamagata
らの論文[12)]から改変引用。

表2　Brugada症候群患者の予後観察研究における多変量解析

項目	ハザード比	95% 信頼区間	p 値
心停止の既往	4.2	2.4-7.3	<0.001
SCN5A 変異	1.9	1.0-3.7	0.05
ICD 植込み	4.5	1.7-11.9	0.002
V2 誘導における QRS≧120msec	1.4	0.8-2.7	0.293
心房細動	1	0.5-1.8	0.895

(論文12より引用改変)

3　Brugada症候群における*SCN5A*変異の役割

　Brugada型心電図の出現機序については未だ結論が出ておらず、再分極異常説と脱分極説異常が唱えられているが[13)]、その詳細は第4章（Brugada症候群の成因と不整脈の出現機序）に譲る。何れの説においても、Brugada型心電図の成因としては、BrS患者に認められる心筋Na電流の機能低下（loss-of-function）をもたらす*SCN5A*変異が関与する可能性が考えられる。

　再分極異常説では、心内膜側心筋に比べて、心外膜側心筋の活動電位持続時間が短く、第1相に深いnotchを認める[13)]。この深いnotchは一過性外向きK電流（I_{to}）が多く発現することによるもので、K^+が短時間に細胞外に汲みだされて膜電位が低下する。第1相から第2相にかけて*SCN5A*変異により内向きNa電流（I_{Na}）成分が減衰した場合には、心外膜側心筋細胞のnotchは更に深くなり、体表面心電図ではJ波の増高として認められる。さらにI_{Na}が減弱するとdomeが消失し（loss of dome）、coved型のST上昇とそれに続く陰性T波が出現する。ピルジカイニドなどのNaチャネル遮断薬によるBrS型心電図の誘発試験は、この機序を介してcoved型ST上昇を顕性化させる。

　脱分極異常説は、BrS患者にPR間隔延長、QRS間隔延長、右脚ブロックなどの軽度の脱分極異常所見が報告されていること、特に*SCN5A*変異を持つ例ではPR間隔やQRS間隔の延長度が大きく、脱分極異常の程度が強いことなどの所見によって支持されてきた[9,14)]。

さらに最近、Nademaneeらは心室細動ストームを示したBrS患者（一部に*SCN5A*変異キャリアを含む）で、右室流出路心外膜側心筋の伝導遅延部位を高周波ablationにより焼灼することで、ST上昇の改善や心室細動ストームの出現頻度の減少を認めたことを報告している[5]。

4 Brugada症候群における遺伝子解析の今後の展望

Brugada症候群の原因としてこれまで23個の遺伝子に300以上の変異が見つかっている。しかし、約7割の患者では原因となる遺伝子異常が同定されていない。またBrSの多くが中高年男性であるという臨床像は、これまでに報告された遺伝子異常では十分説明できない。BrSで遺伝子変異検出率が低い機序は未だ充分解明されていないが、下記のような種々の要因の関与が考えられる。

1) *SCN5A*以外に未知の主たる原因遺伝子が存在する。
2) イントロンなど、通常は解析対象にしないゲノム領域に異常がある。
3) BrSは単一遺伝子疾患ではなく、多遺伝子疾患である。
4) BrSの主たる病因は遺伝子異常ではなく、炎症、線維化などを含めた複合的な要因がある。

23個以外の原因遺伝子を探索する際、PCRとサンガー法を用いた従来の「候補遺伝子アプローチ」には自ずから限界があり、全エクソン解析（エクソーム）などの次世代シークエンサーを用いた網羅的なhigh through-put（高処理）の遺伝子解析手法が必要になる。しかし、このような網羅的遺伝子解析は、大家系における原因遺伝子の解明には強力なツールであるが、小家系や個人レベルでエクソームを行っても、逆に得られるバリアントが多すぎて絞り込めなくなるおそれがある。

変異部位は、タンパク質をコードするエクソン内だけではなく、遺伝子の転写活性や臓器特異性を担うプロモーター領域に存在することもあり、またそれらの部位にあるバリエーションが疾患と関連する可能性もある。実際、日本人全体の約24%に見られる*SCN5A*プロモーターのハプロタイプは黒人や白人にはなく、*SCN5A*の転写活性を減弱させることが知られている[15]。

また*SCN5A*のプロモーター領域を詳細に調べたところ、これらの領域における変異を白人BrS症例では認めなかったが、日本人BrS症例では同定されたことが報告されている[16]。BrSは東南アジア地域では罹患率が高い特徴があり、この人種特異性に*SCN5A*プロモーターの遺伝子変異やバリエーションが何らかの形で関与している可能性がある。

10.2 多因子疾患としての Brugada 症候群

Brugada症候群には、遺伝子変異が表現型を決定するいわゆる「単一遺伝子疾患」の特徴だけではなく、多型の相加・相乗的効果によって表現型が形成される「多因子疾患」の側面があることが最近の研究で明らかになってきた（trivia[94頁]参照）。

この研究には、頻度が極めて低い変異ではなく、全ゲノムに広く分布する頻度の高い単一遺伝子多型（SNP, single nucleotide polymorphism）を用いるゲノムワイド関連解析（GWAS：genome-wide association study）という手法が用いられている。GWASは健常群

と疾患群でSNP遺伝子型と疾患の関連をゲノムワイドに調べることで、疾患と関連する遺伝子の物理的位置を染色体上にマップする手法である。

Bezzinaら[4]は312名の白人BrS患者を対象にGWASを行って、3つの関連座位を特定し（図2）、さらにその結果は日本人BrSでも検証された。最も強い関連を示したSNPは第3染色体のSCN10AとSCN5Aであった。SCN10Aは神経型Naチャネル遺伝子の1つである。もう1つ強い関連を示したのは第6染色体の転写因子遺伝子HEY2であった。これらの3つの疾患

感受性アリルSCN10A, SCN5A, HEY2は、リスクアリル数に従って相加的に患者のBrSリスクが増大することも判明した（図3）。

このような現象は、高血圧・糖尿病などの多遺伝子疾患に認められる所見であり、これまで単一遺伝子疾患であると考えられてきたBrSに、多遺伝子疾患としての側面があることが強く示唆された。しかし、このGWASに登録された312人のBrS患者は、必ずしも致死性不整脈のエピソードがある「有症候性BrS」ではなかった。従ってここで明らかになったSNPが突然死

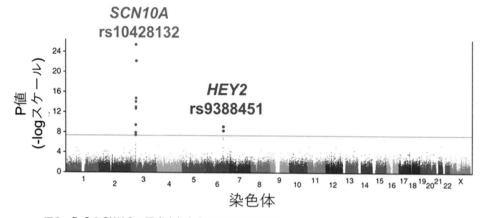

図2　BrSのGWASで同定された3つのリスクSNP
図はマンハッタンプロットといい、点はそれぞれがSNPで、横軸に染色体、縦軸は関連の強さを示す。最も強い信号は第3染色体の神経Na⁺チャネルをコードするSCN10Aのイントロン（rs10428132）に認められた。SCN10Aの隣に存在する心筋Na⁺チャネルSCN5Aのイントロンにも信号（rs11708996）が見つかっている（図中には未表示）。また第6染色体の転写因子HEY2の近傍にも信号（rs9388451）が認められた。

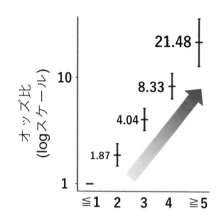

図3　GWASで同定された3つのリスクSNPのリスクアリル数の総和とBrS発症オッズ比の関係
リスクアリルを5つ以上持つと、1つ以下の人よりも最大で21.5倍BrSのオッズ比が上昇する。Bezinna CRらの論文[4]から改変引用。

のリスクとなるかどうかは不明であり、それを解明するためには他の研究が必要であると思われる。これは、*SCN5A*変異がある家系においても、変異キャリアが常にBrSの表現型を示すわけではない「不完全浸透」という現象を説明しうる重要な知見である。今後は次世代シークエンサーを用いた全エクソン解析・全ゲノム解析から得られる膨大な遺伝情報をもとに、未知のBrSの遺伝的背景が解明されることが期待される。

*SCN10A*はBrSのみならず、QRS間隔やPR間隔などの興奮伝導を示す心電図指標と強く関連していることが知られている[17,18]。しかし*SCN10A*は末梢神経Naチャネルで心臓周囲の神経節に発現しているが、心筋細胞にはほとんど発現が認められていない。この謎を解くために多くの研究が行われている。*SCN5A*と*SCN10A*のタンパクが心筋内で相互作用し、*SCN10A*変異チャネルがドミナントネガティブに*SCN5A*チャネルの機能を低下させるという報告があるが、信頼性は低い[19]。むしろ*SCN10A*と*SCN5A*の遺伝子レベルでの相互作用が最も可能性が高いと考えられている（図4）[20]。*SCN10A*と

*SCN5A*は同じ第3染色体上で50kb離れて隣り合っている。BrSと最も関連が強い*SCN10A*のSNPrs10428132はイントロンに存在するので、*SCN10A*のタンパク配列そのものを変えることはないが、このSNPはエンハンサー領域に存在している。このエンハンサーと*SCN5A*のプロモーターとは物理的に遠く50kb以上離れているが、核内では互いに隣接して存在し、*SCN5A*の転写を大きく変化させていることが実験的に示された[20]。従って*SCN10A*のバリエーションや変異の一部は、核内で*SCN5A*と遺伝子-遺伝子相互作用によって、*SCN5A*の発現量を低下させ、伝導障害を起こす可能性がある。

*HEY2*は心臓の発生過程で右室流出路に発現する転写因子遺伝子である。*HEY2*のヘテロ欠損マウスは心室筋興奮伝播速度の上昇を示すことから（図5）、*HEY2*の遺伝子異常による伝導障害がBrS発症に関与すると推測される[4]。またこれとは別に、最近*HEY2*発現量が一過性外向きK電流のサブユニット遺伝子*KCNIP2*の発現量と正相関し、*HEY2*発現量が貫壁性の脱分極時間の不均一性に関与してBrS型心電図の形成に関与する可能性が報告された[21]。

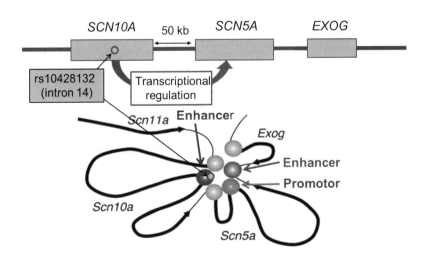

図4 *SCN10A*と*SCN5A*の遺伝子間相互作用のモデル
Van den Boogaard Mらの論文から改変引用[20]

91

野生型マウス
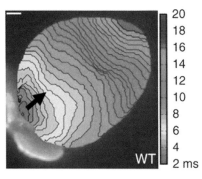

*HEY2*ヘテロノック アウトマウス
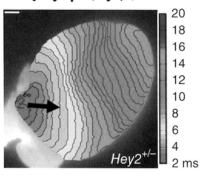

図5 **_HEY2_遺伝子ノックアウトマウスにおける右室流出路の伝導速度**
心臓やBrS発症における*HEY2*遺伝子の役割は不明だったが、*HEY2*ノック
アウトマウスでは右室流出路の伝導速度が亢進したことから、心室の興奮
伝導に関与することが報告された。Bezzina CRらの論文から改変引用[4]。

しかし転写因子のターゲットは多様であり、まだBrSそのものの病態機序が十分に明らかでないため、*HEY2*とBrSを結ぶ機序は未だ不明であるといわざるを得ない。

　無症候性BrSは、有症候性群BrSに比べて予後が良く、日本人全体の0.1〜0.2%に認められる。しかし、有症候BrSも最初のエピソード出現までは無症候であるため、BrSの中からどのようにしてハイリスク症例を選別し、突然死を予防するかという問題は重要である。その解明には、BrSの未知の原因遺伝子や遺伝的リスク因子に関するゲノム解析の発展が期待される。

参考文献

1) Chen Q, Kirsch GE, Zhang D, et al. Genetic basis and molecular mechanism for idiopathic ventricular fibrillation. Nature 1998; 392: 293-6

2) Kapplinger JD, Tester DJ, Alders M, et al. An international compendium of mutations in the *SCN5A*-encoded cardiac sodium channel in patients referred for Brugada syndrome genetic testing. Heart Rhythm 2010; 7: 33-46

3) Fukuyama M, Ohno S, Wang Q, et al. L-type calcium channel mutations in Japanese patients with inherited arrhythmias. Circ J 2013; 77: 1799-806

4) Bezzina CR, Barc J, Mizusawa Y, et al. Common variants at *SCN5A-SCN10A* and *HEY2* are associated with Brugada syndrome, a rare disease with high risk of sudden cardiac death. Nature Genetics 2013; 45: 1044-1049

5) Nademanee K, Raju H, de Noronha SV, et al. Fibrosis, connexin-43, and conduction abnormalities in the Brugada syndrome. J Am Coll Cardiol 2015; 66: 1976-86

6) Smits JP, Eckardt L, Probst V, et al. Genotype-phenotype relationship in Brugada syndrome: electrocardiographic features differentiate *SCN5A*-related patients from non-*SCN5A*-related patients. J Am Coll Cardiol 2002; 40: 350-6

7) Kusano KF, Taniyama M, Nakamura K, et al. Atrial fibrillation in patients with Brugada syndrome relationships of gene mutation, electrophysiology, and clinical backgrounds. J Am Coll Cardiol 2008; 51: 1169-75

8) Probst V, Allouis M, Sacher F, et al. Progressive cardiac conduction defect is the prevailing phenotype in carriers of a Brugada syndrome *SCN5A* mutation. J Cardiovasc Electrophysiol 2006; 17: 270-275

9) Antzelevitch C, Brugada P, Borggrefe M, et al. Brugada syndrome: Report of the second consensus conference: Endorsed by the Heart Rhythm Society and the European Heart Rhythm Association. Circulation 2005; 111: 659-670

10) Priori SG, Napolitano C, Gasparini M, et al. Natural history of Brugada syndrome: insights for risk stratification and management. Circulation 2002; 105: 1342-7

11) Probst V, Veltmann C, Eckardt L, et al. Long-term prognosis of patients diagnosed with Brugada syndrome: Results from the FINGER Brugada Syndrome Registry. Circulation 2010; 121: 635-43

12) Yamagata K, Horie M, Aiba T, et al. Genotype-phenotype correlation of *SCN5A* mutation for the clinical and electrocardiographic characteristics of probands with Brugada syndrome: A Japanese multicenter registry. Circulation 2017; 135: 2255-2270

13) Wilde AA, Postema PG, Di Diego JM, et al. The pathophysiological mechanism underlying Brugada syndrome: depolarization versus repolarization. J Mol Cell Cardiol 2010; 49: 543-53

14) Yokokawa M, Noda T, Okamura H, et al. Comparison of long-term follow-up of electrocardiographic features in Brugada syndrome between the *SCN5A*-positive probands and the *SCN5A*-negative probands. Am J Cardiol 2007; 100: 649-55

15) Bezzina CR, Shimizu W, Yang P, et al. Common sodium channel promoter haplotype in Asian subjects underlies variability in cardiac conduction. Circulation 2006; 113: 338-44

16) Yagihara N, Watanabe H, Barnett P, et al. Variants in the *SCN5A* promoter associated with various arrhythmia phenotypes. J Am Heart Assoc 2016; 5: e003644

17) Holm H, Gudbjartsson DF, Arnar DO, et al. Several common variants modulate heart rate, PR interval and QRS duration. Nature Genetics 2010; 42: 117-122

18) Pfeufer A, van Noord C, Marciante KD, et al. Genome-wide association study of PR interval. Nature Genetics 2010; 42: 153-159

19) Hu D, Barajas-Martinez H, Pfeiffer R, et al. Mutations in *SCN10A* are responsible for a large fraction of cases of Brugada syndrome. J Am Coll Cardiol 2014; 64: 66-79

20) Van den Boogaard M, Smemo S, Burnicka-Turek O, et al. A common genetic variant within *SCN10A* modulates cardiac *SCN5A* expression. J Clin Invest 2014; 124: 1844-52

21) Veerman CC, Podliesna S, Tadros R, et al. The Brugada syndrome susceptibility gene *HEY2* modulates cardiac transmural ion channel patterning and electrical heterogeneity. Circ Res 2017; 121: 537-548

trivia

遺伝子検査と関連法規

　医学の領域で遺伝子検査を行う意義は、診断が困難な病気の確定診断や治療法の選択、重症度の評価、治療の反応性や予後を予測することなどにある。このように遺伝子検査は個別化医療を大きく推進させ、多くの患者に福音をもたらすことが予想される。しかし究極の個人情報であるゲノムの研究だけが進み、関連する法律の整備が進まなければ、さまざまな社会問題を生じかねない。実際に米国ではゲノム情報を理由に就職や健康保険への加入を拒否されるケースがあり、いわば「遺伝子差別」の問題が裁判で争われている。我が国では2019年現在、遺伝性QT延長症候群に関する遺伝子診断は保険償還されるが、Brugada症候群の遺伝子診断は保険償還されない。また2016年4月1日に障害者差別解消法が施行されたが、これは遺伝的背景を考慮したものではなく、「遺伝子差別」の解消はなお今後の問題である。遺伝子検査に関する法的整備と共に、遺伝相談窓口の普及・充実、遺伝カウンセラーの養成・認定制度などが整い、安心して遺伝子検査を実施できる日が来るのが待たれる。

遺伝子変異と多型、遺伝性不整脈との関連

遺伝子を構成する塩基(アデニン(A)，チミン(T)，グアニン(G)，シトシン(C)；A,T,G,C)の変化には、一塩基置換から染色体の欠損・重複まで大小種々のものがある。このような塩基多様性の内、一般に頻度が1%より高いものを遺伝子多型、低いものを遺伝子変異と呼ぶ。また多型の中で、一塩基に限ったものを一塩基多型 (SNP, single nucleotide polymorphism) と呼ぶ。ここでは多型・変異と疾患感受性の関係について解説する。

多型は健常人にも認められ、多型による塩基の変化が直接、病態を惹起することは少ないため、疾患との関連はほとんどなく、関連があっても影響力は低い。遺伝子多型は非常に多く、しかもその部位が正確に知られているため、ゲノムワイド関連解析(genome-wide-association-study:GWAS)などの疾患遺伝子のゲノム上の部位を決定するためのマーカーとして用いられている。

疾患に関連する多型の例として、欧州人のBrugada症候群研究で見いだされたSNPデータを示す[1]。第3染色体にあるSNP rs10428132は、この研究でBrugada症候群に最も強く関連するSNPとして報告された。この塩基にはTまたはGという2種類のパターンがあり、その頻度は人種や疾患などにより異なる。

多数例の健常者について調べるとTが多く認められたが、Brugada症候群患者ではTの頻度が低く、逆にGが多く認められた(図)。両群間の遺伝子型の頻度差は統計的に有意なため、「SNP rs10428132はBrugada症候群の疾患感受性と関連する」と判断される。これは遺伝学的には、このSNPそのものが疾患リスクであることを決定づけているのではなく、その近傍にBrugada症候群に関連する遺伝的異常が存在することを示唆している。

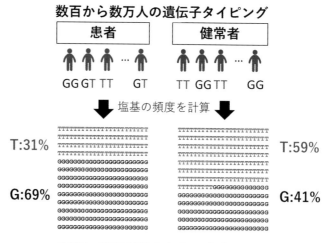

**有意に頻度が違うとき、疾患とSNPに
遺伝的な関連があるといえる**

図　多型に基づく疾患感受性の評価

このような解析を全ゲノムに存在する数十万〜数百万のSNPを用いて行い、疾患感受性遺伝子座の位置を特定するのがGWASである。一般に単一のSNPがもたらす効果（オッズ比）は高くないため、それだけで発症リスクを予測することは困難であるが、複数の関連SNPが同定された場合、複数のリスクSNPを組み合わせた場合には、数十倍以上のリスク予測が可能になる利点がある（図）。変異と比べて多型は頻度が多く、より多くの人に影響する可能性があり、SNPの意義も小さくない（表）。

一方、変異は単独で疾患発症に決定的な効果を示し、遺伝病の原因になる。アミノ酸変化を伴うことで、構造や機能ドメインに変化を表すことが多い。このような変異は一般健常人には全く認められないか、あっても極めて低頻度である。変異を持つ人（キャリア）は発症リスクが高いと推測されるので、変異が同定された際には家系内未発症者の遺伝子検査（カスケードスクリーニング）による予防的介入効果を得ることができる。

2018年現在、遺伝性不整脈において保険償還の対象となっている遺伝子解析対象疾患はQT延長症候群（8,000点）のみであり、多型解析や他の不整脈の変異解析は対象となっていない。

QT延長症候群では、3つの原因遺伝子（*KCNQ1, KCNH2, SCN5A*）の検索により約7割の患者に変異を同定でき、その情報を用いた治療法選択や家系内未発症者への予防的介入が可能であるため、変異解析の臨床的意義は大きい。他方、Brugada症候群では、変異検出率が20%に満たないことや治療法への応用が未だ確立していないことなどのため、遺伝子検査は保険償還の対象になっていない。

従来、一般健常人における頻度1%という数字を指標として変異と多型を定義し、そこに病的意義づけをしようとしてきたが、ゲノム研究の進展と大規模データベースの普及により、この数字は必ずしも正しくないことが明らかになってきた。また、データベース上の頻度が著しく低く、以前であれば変異と判断されたバリエーションの中に、病的意義を持たないいわゆるプライベートバリアント（またはプライベート変異）が多数存在することが明らかになってきた。他方、遺伝子バリエーションを表現する場合、病因との関連を切り離し、頻度のみに着目してレアバリアント、コモンバリアントなどの表現が最近よく用いられている。

Bezzina CR, Barc J, Mizusawa Y, et al. Common variants at *SCN5A-SCN10A* and *HEY2* are associated with Brugada syndrome, a rare disease with high risk of sudden cardiac death. Nature Genetics. 2013;45:1044-1049.

表　多型と変異の性質のまとめ

多型	変異
健常人にも見つかる、ありふれた (>1%) 塩基の変化	健常人にはほとんど見つからない
疾患への寄与度は無いものが多く、あっても低い　対象キャリアが多い	疾患への寄与度は高いが、対象キャリアが少ない
家系スクリーニングや家系調査の有用性は不明	家系スクリーニングや家系調査が有効

第11章 Brugada症候群と他の遺伝性不整脈との関連

国立循環器病研究センター　石川 泰輔、蒔田 直昌

　Brugada症候群の主たる原因遺伝子として現在同定されているのは心筋NaチャネルαサブユニットをコードするSCN5Aである。SCN5Aは先天性QT延長症候群、家族性心臓伝導障害、家族性洞不全症候群、早期再分極症候群などの原因遺伝子でもある。近年、これらの心筋Naチャネル病は、臨床像の異なる独立した家族性不整脈ではなく、臨床像と分子メカニズムにオーバー

ラップを持つ症候群であることが明らかになってきた。またL型Caチャネル遺伝子CACNA1Cも同様にオーバーラップを有し、Brugada症候群以外にQT短縮症候群や早期再分極症候群の原因遺伝子でもある。ここでは、Brugada症候群とその類縁イオンチャネル病のオーバーラップについて最近の知見を解説する。

11.1 遺伝性不整脈疾患のオーバーラップの概説

　Brugada症候群（BrS）とオーバーラップする遺伝性不整脈疾患は先天性QT延長症候群、家族性心臓伝導障害（cardiac conduction defect：CCD）、家族性洞不全症候群（sick sinus syndrome：SSS）、早期再分極症候群（early repolarization syndrome：ERS）、QT短縮症候群（short QT syndrome：SQTS）など多岐にわたる。その背景には共通する遺伝子異常や分子メカニズムが存在する。なかでも、心筋Naチ

ャネルαサブユニットSCN5AとL型CaチャネルαサブユニットCACNA1Cは、多くの遺伝性不整脈の責任遺伝子である（図1）。これらは何れもほとんどの心筋細胞に発現し、活動電位第0相と第2相でNa^+やCa^{2+}を細胞内に流入させることにより脱分極をおこす。一方、第3相以降で再分極に関わるKチャネル群はQT延長症候群（long QT syndrome：LQT）やSQTSに関連するが、BrSには関連しない（図2）。

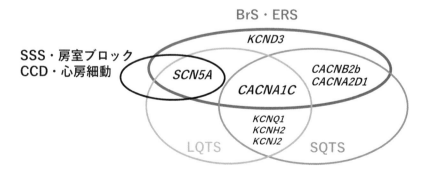

図1　Brugada症候群と他の遺伝性不整脈に共通する遺伝子群
　心筋NaチャネルSCN5AとL型CaチャネルCACNA1Cは多くの遺伝性不整脈に共通した原因遺伝子である。

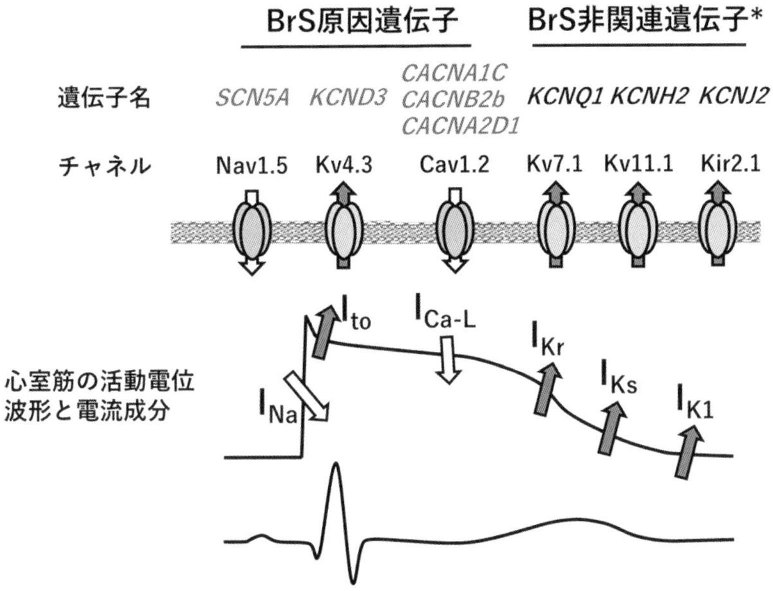

図2　心筋活動電位を構成する主要なイオンチャネルの遺伝子とイオン電流
0相から2相にかけて機能するイオンチャネルがBrugada症候群と関連する。*KCNH2
変異は極くまれにBrugada症候群患者に同定されるが、その病的意義は明らかでない。

11.2 心筋 Na チャネル SCN5A 変異の機能異常

　心筋Naチャネルは活動電位第0相の急速な
立ち上がりを形成する膜電位依存性イオンチャ
ネルで、脱分極により瞬時に開口（活性化）し、
急速な内向きNa電流を生じるが、数msec後に
は急速に不活性化し、電流は減衰する[1]。活動
電位プラトー相では、Naチャネルは不活性化さ
れており、正常心筋細胞ではほとんどNa電流は
検出されない。

　SCN5Aの遺伝子変異が初めて同定された
疾患は、先天性QT延長症候群3型（LQT3）
である[2]。LQT3の変異Naチャネルは不活性
化機構が障害されているため、プラトー相でチャ
ネルが再開口して微量の遅延Na電流が流れ、
そのため再分極が遅延して活動電位持続時
間（すなわちQT間隔）が延長する[3]。これが
LQT3の分子機構におけるNaチャネルのgain-
of-functionである（図3）。

　一方、BrS患者に同定されるSCN5A変異の
多くでは、ピークNa電流は低下する（loss-of-
function, 図4）[1]。この際のNa電流低下の機序
として、下記の諸要因が考えられる。

1）チャネルのゲート特性の機能的変化
2）無機能チャネル変異によるハプロ不全
　（haploinsufficiency）
3）細胞内で翻訳・修飾を受けたチャネルタ
　ンパクが正しく細胞膜まで到達できない
　（トラフィッキング異常）など

Gain-of-functionとloss-of-functionは一見相
反する機能異常のように思えるが、前者では主
としてプラトー相の遅延Na電流の増加を示す
が、後者ではピークNa電流の減少を示し、必ず
しも二律背反ではない。後述するように両者の
機能異常を併せ持つSCN5A変異も存在する。

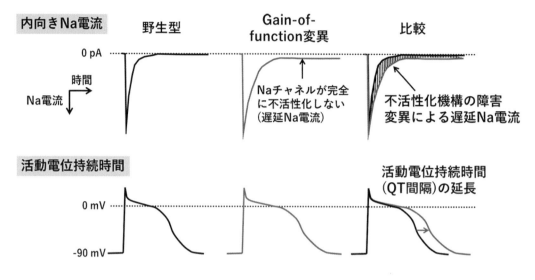

図3　LQT3患者に同定される心筋Naチャネルのgain-of-functionの機能特性
　　　Naチャネルの不活性化機構が障害され、再分極相にも遅延Na電流が生じ、活動電位
　　　持続時間（QT間隔）が延長する。

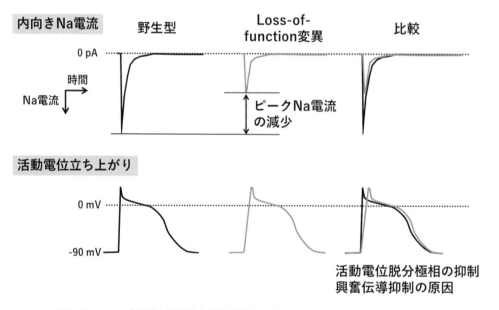

図4　Brugada症候群や進行性心臓伝導障害（PCCD）に同定されるloss-of-
　　　functionの機能特性
　　　ピークNa電流が減少し、活動電位の立ち上がりが抑制されると、心筋興奮伝播が
　　　抑えられて徐脈や伝導障害が出現する。

11.3 脱分極異常説・再分極異常説と遺伝子異常

1 脱分極異常説とSCN5A

　Brugada症候群の病態が脱分極異常によるとする考え（脱分極異常説）は、BrS患者が伝導障害を伴う遺伝性不整脈を合併し易いという事実をうまく説明できる[4]。Brugadaらによる最初の報告でBrSと右脚ブロックとの関連が示唆されたのをはじめ[5]、BrS患者にはPQ間隔・HV時間延長が認められ、心室内伝導障害を示すQRS波のfragmentationや右室流出路における伝導遅延が本症の予後予測因子として用いられるなど、BrSにおける脱分極異常の重要性を示す多くの報告がある（第2章の「Brugada症候群の心電図所見」および第12章の「Brugada症候群の予後および予後予測因子」を参照）[6-9]。

　特にNademaneeらはBrS例の右室流出路に線維化を認めることや、この線維化部位をカテーテル焼灼することによりBrugada型心電図が消失し、心室細動出現率が著しく低下する例を報告し、BrSにおける脱分極異常説がさらに注目されるようになった[10,11]。これらは何れもBrS患者に伝導障害を起こす基質があることを示唆している（第4章の図7［47頁］を参照）。

　このような脱分極異常説を裏付けるように、心筋細胞の興奮性を規定する心筋Naチャネルαサブユニット遺伝子SCN5AがBrSの最も主要な原因遺伝子である[4]。SCN5A変異が1998年にBrSに初めて報告された後、家族性房室ブロックや家族性SSS例においても同定された[12-14]。さらに2001年にKyndtらは、BrSとCCDが混在する家系でSCN5A変異を同定し、BrSとCCDの関連を遺伝学的側面から証明した[15]。これ

らの例で変異の機能解析を行うと、多くの変異がloss-of-function（図4）を示し、BrSとCCDはこの点についても共通している。BrSは伝導障害に起因する不整脈、LQT3、拡張型心筋症などと共に心筋Naチャネル病（cardiac sodium channelopathy）と総称される[16]。

2 再分極異常説とSCN5A、CACNA1C

　BrSのcoved型ST上昇の成因は再分極異常説によっても説明されており、Antzelevitchらは右室流出路の貫壁性電位勾配、特に再分極成分の違いに注目している（第4章の「Brugada症候群の成因と不整脈の出現機序」を参照）[17]。すなわち、主に活動電位第1相の一過性外向きK電流が心外膜側心筋で強く発現することにより貫壁性の電位勾配が生じ、体表面心電図では大きなJ波として観察され、Brugada型心電図を作る。この電位勾配がCaチャネルの働きに影響し、電位勾配は更に拡大してJ波が増大する。この際、L型Caチャネル電流（I_{Ca-L}）や内向きNa電流（I_{Na}）が低下すると、心外膜細胞のnotchはさらに深くなり、続いてドームが消失し、ERSのJ点上昇や、BrSでのcoved型ST上昇として観察される[17]。BrSとERSの臨床的類似性は第3章（J波とは）に譲るが、両者間には遺伝子レベルでもオーバーラップを認める。SCN5AやCACNA1CはBrSとERSに共通する原因遺伝子で、いずれもloss-of-functionを示す[17,18]。

　脱分極異常説と再分極異常説は、何れも単独ではBrSの病態を説明することが難しく、BrSの病態には両者の相補的な関与が考えられている[4,19]。

11.4 Brugada症候群とオーバーラップする疾患

1 洞不全症候群(SSS)・房室ブロック・心臓伝導障害(CCD)とのオーバーラップ

SSSは通常、加齢や基礎心疾患に合併して出現することが多いが、BrSに合併することも多い。日本人のSSS患者におけるBrS合併例の頻度は0.82%と推測され、一般集団におけるBrS例の頻度よりも高い(0.005-0.36%)[20,21]。同様にBrS患者におけるSSSの頻度は1.5-13.2%と推測され(表1)[22-24]、同年代の一般集団のSSSの頻度よりも高く(64歳以下で0.037%以下)[25]、BrSとSSSには共通の発症基盤があることが示唆される。

さらにSSSや心房静止が若年から認められる例や、胎児徐脈として先天的な発症形式を示す例もある。本症ではこれまでに、*SCN5A*、ペースメーカチャネル*HCN4*および心筋αミオシン重鎖*MYH6*などの遺伝子異常が報告されている[26,27]。

洞結節細胞の脱分極を担う最も重要な電流はCa電流で、Na電流の関与は小さい。Naチャネルは洞結節の中心部には発現していないが、周辺部には*SCN5A*が発現しており、変異Naチャネルは洞結節からの進出ブロックによって、SSSをもたらすことが推測される[1]。

また洞結節と房室結節以外の心筋には*SCN5A*は豊富に発現するため、BrSのloss-of-function変異は広範な伝導障害を起こす。実際、*SCN5A*変異キャリアでは、非キャリアに比べて心電図PQ間隔や心内電位図のHV時間、心房内伝導時間などが長く、Naチャネル遮断薬投与時のPQ間隔やQRS間隔の延長の程度が大きい[28,29]。

また*SCN5A*は心臓刺激伝導系の障害によ

り、脚ブロックや完全房室ブロックを起こす突然死症候群の1つである家族性CCDの原因遺伝子である。進行性心臓伝導障害(PCCD)はLenègre-Lev病とも呼ばれ[30,31]、原因遺伝子が16番染色体と19番染色体にあることが以前から知られていたが[32]、それらより先に3番染色体の*SCN5A*に変異が報告された[13-15]。

2 家族性洞不全症候群(SSS)・家族性房室ブロック・家族性心臓伝導障害(CCD)例の遺伝子解析

長崎大学分子生理学研究室で行った計122例の家族性SSS、家族性房室ブロックおよび家族性CCD症例の遺伝子解析の結果では、*SCN5A*変異を最も多く認めた(22例、18.0%、図5)。次に変異を多く認めたのは核膜タンパクラミン*LMNA*(20例、16.4%)の変異キャリアで、特に房室ブロックを示す例が多く、SSSを示す例は少なかった。また22例に同定された*SCN5A*の19変異のうち、11変異はBrS患者で既に報告された変異で、BrSと家族性SSSや家族性CCDとのオーバーラップに*SCN5A*が深く関与することが分かる。

BrSやSSSにおいて、*SCN5A*のloss-of-function変異が認められ、BrSとSSSの分子メカニズムは類似していると考えられた。実際、BrSの*SCN5A*変異S910LやD1275Nは、別の家系ではSSSや心房静止を示した[33,34]。また家族性SSSについては、*SCN5A*変異を持つ29例の発端者の発症年齢は平均20.9歳と若く、明らかに男性優位であった(図6)[35]。この男性優位性はBrSと共通した特徴であり、両疾患の分子メカニズムのオーバーラップを示唆する興味深い所見である。

表1　Brugada症候群と洞不全症候群の関連

研究対象	著者（発表年）	患者数（例）	年齢 （平均±標準偏差）	SCN5A 変異	男性（%）	洞機能不全 合併率(%)
小児	Probstら(2007)[54]	30	8±5		57.0	6.7
	Conteら(2014)[22]	40	8±3（12歳以下）		60.0	7.5
	Gonzalez Corciaら(2017)[55]	95	13±8		55.0	9.0
成人	Makiyamaら(2005)[24]	38	47.4±17.0	10.5%	92.0	13.2
	Lestasら(2013)[23]	68	44.8±12.8		80.8	8.8
	Conteら(2014)[22]	465	44±9		58.0	1.5
	Sieiraら(2016)[56]	542	41±17		58.0	1.7

SND (sinus node dysfunction) は突然死やICDショックと関連があることが報告されている[55,56]。
Na channel阻害BrS例では子供で高率にSNDがあり、SND例では心室不整脈が高率に見られた[22]。ただ
これはdrug-induced BrSの例であり、かつ7.5%は40例中3例から導き出されており、注意を要する。
心房粗動と心房細動の割合は小児と成人で変わらない。

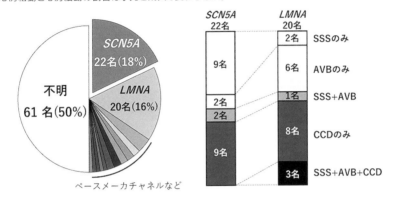

図5　長崎大学における家族性洞不全症候群（SSS）、房室ブロック（AVB）、進行性
心臓伝導障害例（PCCD）の遺伝子解析結果
左図：約半数に遺伝子異常が同定され、そのうち2/3は心筋Na+チャネルSCN5Aもしくは
核膜タンパクラミンLMNAの変異キャリアである。
右図：上室性不整脈を比較すると、SCN5Aキャリアには洞不全症候群が多く、LMNAキ
ャリアには房室ブロックが多い。

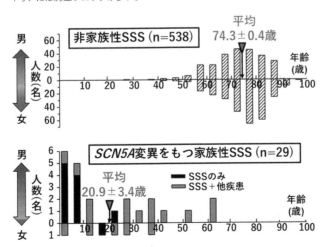

図6　SCN5A変異を持つ洞不全症候群での男性優位性と若年発症
非家族性洞不全症候群（SSS）では60歳前後からペースメーカー植え込み例が急増し、性差
はない。他方、SCN5Aキャリアでは、男性罹患例が圧倒的に多く、しばしば10歳前からペー
スメーカー植え込みが必要な例が多い。（文献35から改変引用）

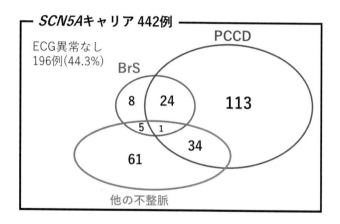

図7　小児SCN5A変異キャリア（442例）の心電図所見
196例（44.3%）は正常心電図を示し、246例（55.7%）は異常所見を示
した。異常所見としては進行性心臓伝導障害（PCCD）が最も多く、単独
であることも多い。しかしBrugada型心電図を単独所見として示す例は少
なく（8例）、PCCDとの合併例を多く認めた（25例）。（文献36をもとに
作成）

Baruteauら（2018）[36]は、小児SCN5A
キャリア442例（発端者178例、家族例264例、
年齢中央値8歳）の臨床像について報告して
いる。登録時に心電図異常を示した例は246
例（55.7%）で、PCCDを最も多く認めた（172
例、38.9%）。BrS型心電図は38例（8.6%）に認
めたが、多くはPCCDなどの他の不整脈を合併
していた（図7）。

3　心房細動とのオーバーラップ

BrSにおける心房細動の合併率は10〜39%
で、一般集団のそれ（1%未満）に比べて圧倒的
に高い（表2）[28,37-40]。Kusanoら（2008）の報告
では、SCN5A変異の有無と心房細動有病率と
の間に関連を認めなかったが、心臓電気生理学
的検査ではSCN5A変異キャリアの心房内伝導
時間が長く、心房細動誘発率が高かった[28,29]。
しかし、家族性心房細動に見る稀なSCN5A変
異例では、loss-of-functionとgain-of-function
の機能異常をそれぞれ持つ例が報告されてお
り[41,42]、SCN5A変異と心房細動との関連につ
いて一義的に説明することはできない。

4　ERSとのオーバーラップ

「脱分極異常説・再分極異常説と遺伝子異
常」（99頁）の項で示したように、BrSとERSは
遺伝子レベルでもオーバーラップがあるが、
下側壁誘導にJ波があるBrS患者の頻度は、健
常者群とほぼ同程度（11〜12%）である[43]。J波
を伴うBrS例では非合併例よりも予後が悪いこ
とが報告されている[43]。BrSとERSの病態メ
カニズムのオーバーラップは、ERS患者とBrS
患者に同定されたSCN5A変異が同じloss-of-
function型で、一部は同一変異であったことか
らも説明される[18]。

5　QT短縮症候群とのオーバーラップ

SQTSは心電図QT間隔の著明な短縮と若年
性心房細動、心室細動、突然死を特徴とする不
整脈として、2000年にGussakらによって初めて
報告された[44]。本症の心電図の特徴は以下の
通りである[45]。

①QRS波の直後にT波が出現し、QT間隔が
　短縮し、不明瞭なST部分を認める

表2　Brugada症候群での心房細動合併率

著者	発表年	心房細動 / 全例	%
Brugadaら[5]	1992	2/8	25.0
Itohら[57]	2001	9/30	30.0
Moritaら[38]	2002	7/18	38.9
Bordacharら[37]	2004	11/59	18.6
Sacherら[39]	2006	23/220	10.5
Schimphら[40]	2008	11/115	9.6
Kusanoら[28]	2008	10/73	13.7

②ほぼ左右対称的で高いT波

③Tpeak-Tend時間の延長

④PQ セグメントの低下（trivia参照）

　本症で遺伝子変異が同定されるのは約20%で、原因遺伝子の頻度はKチャネル変異が最も多く、なかでも*KCNH2*変異が約半数を占めている[46,47]。Caチャネルのサブユニットα1c（*CACNA1C*）、β2（*CACNB2*）、α2δ1（*CACNA2D1*）の変異は稀である。これらのサブユニットが構成するL型Caチャネルのloss-of-function変異は、BrSやERSをもたらすと共に、活動電位プラトー相の形成を阻害してQT間隔を短縮するため、Caチャネルサブユニットの変異キャリアはSQTSを合併する[17]。

6　LQT3とのオーバーラップ

　Brugada症候群とオーバーラップする他のQT間隔異常として、一部の*SCN5A*変異キャリアではQT延長症候群3型（LQT3）が知られているが、これは発症機序にオーバーラップがあるためではなく、1つの遺伝子変異が「心筋Naチャネル*SCN5A*変異の機能異常」の項で示したように複数の電気生理学的異常を示すためである[16]。

　LQT3の家系の中には、Brugada型心電図を合併する例や、I群抗不整脈薬投与により二次性にBrugada型心電図が誘発される例などがあり、LQTSとBrSとの間には臨床的オーバーラップがあることが知られていた。このことは、著明な徐脈時にQT間隔の延長を示し、相対的な心拍数増加時にBrugada型ST上昇を示したオランダ人のLQT3大家系の存在により実証された[48]。この家系に同定された*SCN5A*変異1795insDは、BrSのloss-of-functionとLQT3のgain-of-function（遅延Na電流）という2種類の機能異常を併せ持っていた。さらに、ヒトの1795insDに相当するノックインマウス1798insDは、QT延長症候群やSSSに特徴的な心電図所見のほか、BrS様の右室伝導遅延所見を示し、1795insD変異がオーバーラップ症候群の原因であることが証明された[49]。他方、*SCN5A*変異D1790Gを持つLQT3家系では、フレカイニド投与によりQT間隔が短縮するため、フレカイニドによるLQT3例での致死性不整脈の予防・治療が推奨された[50]。しかし、一部のLQT3例ではBrSを合併しており、Prioriらは7家系13例のLQT3患者にIc群薬であるフレカイニド誘発試験を行い、12例ではQT間隔が短縮したが、6例ではBrugada型心電図様のST上昇を認めたことを報告している[51]。

BrSとLQT3のオーバーラップ例に関する報告の多くが、稀な*SCN5A*変異家系や孤発症例であり、何らかの個人差による可能性が推測されていた[51]。そのため、人種の異なるLQT3家系を集積して臨床像を調査する国際共同研究により、両症候群のオーバーラップを規定する因子を明らかにするための研究が行われた[16]。その結果、7カ国9施設から*SCN5A*変異が同定されたLQT3家系44家系が集積され、うち15家系（39%）ではE1784Kという同一変異を認め、E1784Kが最も頻度の高いLQT3変異であった。

93例の生存家族のうち遺伝子検査に同意した66例を41例のキャリアと25例の非キャリアに分け、両群の臨床像が検討された。その結果、E1784Kキャリアの93%はQT延長を示していたが、人種・性を超えて高率にBrS（22%）やSSS（39%）を合併していた。またIc群薬負荷により9例中5例がBrugada型心電図様のST変化を示した。このことから、BrSとLQT3のオーバーラップは単一の遺伝子異常に起因することが示唆された。

なお我が国では沖縄にE1784K変異キャリアが多い[52]。単一施設の小規模コホート研究であるが、この研究では23例中14例（60.9%）がE1784K変異キャリアであった。

7 神経調節性失神とのオーバーラップ

神経調節性失神（neurally mediated syncope: NMS）は、一般に若年者に多い予後良好な失神で、情動、ストレス、長時間の立位・座位、排尿・排便・咳などにより誘発されることが多い。本症の診断には、head-up tilt（HUT）試験が重要である。NMSには明白な遺伝的要因の関与は証明されていないが、HUT試験が陽性で、典型的なNMS様失神を示す例の中には、イオンチャネルの遺伝子異常を持つ例がある。

この場合、*SCN5A*変異キャリアが偶然NMSを合併したに過ぎないとの見方もできるが、キャリアが必ず心電図異常や失神をおこすとは限らない。また同一家系内のキャリアが、LQT3，BrS，CCDなどの異なる臨床像を示す場合があるように[53]、キャリアの臨床像は必ずしも変異の部位や機能により決定付けられるわけではなく、その他の修飾遺伝子や環境因子などの様々な因子の影響を強く受ける。以上から、典型的なNMS症例の中にも*SCN5A*変異などを持つ例があり、必ずしも予後良好な例ばかりとは限らないため、慎重な経過観察が必要であると考えられる。

11.5 まとめ

現在、BrS症例の中で遺伝子異常が同定されるのは20-30%に過ぎず、分子メカニズムや病的意義が明らかにされた遺伝子は*SCN5A*のみである。近年のコホート研究で、*SCN5A*変異に関連する心筋Naチャネル病の臨床像が徐々に明らかになり、若年発症例が多いことも分かっ

てきたため、今後は遺伝情報を用いた早期介入法の確立が望まれる（第10章のtrivia［93頁］参照）。一方、BrSと他の不整脈のオーバーラップのすべてが遺伝子異常で説明されるわけではない。今後のさらなる研究により、未知のオーバーラップの背景が究明されることが望まれる。

1) Remme CA. Cardiac sodium channelopathy associated with *SCN5A* mutations: Electrophysiological, molecular and genetic aspects. J Physiol 2013; 591: 4099-116

2) Wang Q, Shen J, Splawski I, et al. *SCN5A* mutations associated with an inherited cardiac arrhythmia, long QT syndrome. Cell 1995; 80: 805-11

3) Bennett PB, Yazawa K, Makita N, et al. Molecular mechanism for an inherited cardiac arrhythmia. Nature 1995; 376: 683-5

4) Wilde AA, Postema PG, Di Diego JM, et al. The pathophysiological mechanism underlying Brugada syndrome: depolarization versus repolarization. J Mol Cell Cardiol 2010; 49: 543-53.

5) Brugada P and Brugada J. Right bundle branch block, persistent ST segment elevation and sudden cardiac death: a distinct clinical and electrocardiographic syndrome. A multicenter report. J Am Coll Cardiol 1992; 20: 1391-6

6) Ikeda T, Sakurada H, Sakabe K, et al. Assessment of noninvasive markers in identifying patients at risk in the Brugada syndrome: insight into risk stratification. J Am Coll Cardiol 2001; 37: 1628-34

7) Nagase S, Kusano KF, Morita H, et al. Epicardial electrogram of the right ventricular outflow tract in patients with the Brugada syndrome: using the epicardial lead. J Am Coll Cardiol 2002; 39: 1992-5

8) Morita H, Kusano KF, Miura D, et al. Fragmented QRS as a marker of conduction abnormality and a predictor of prognosis of Brugada syndrome. Circulation 2008; 118: 1697-704

9) Catalano O, Antonaci S, Moro G, et al. Magnetic resonance investigations in Brugada syndrome reveal unexpectedly high rate of structural abnormalities. Eur Heart J 2009; 30: 2241-8

10) Nademanee K, Veerakul G, Chandanamattha P, et al. Prevention of ventricular fibrillation episodes in Brugada syndrome by catheter ablation over the anterior right ventricular outflow tract epicardium. Circulation 2011; 123: 1270-9

11) Nademanee K, Raju H, de Noronha SV, et al. Fibrosis, connexin-43, and conduction abnormalities in the Brugada syndrome. J Am Coll Cardiol 2015; 66: 1976-86

12) Chen Q, Kirsch GE, Zhang D, et al. Genetic basis and molecular mechanism for idiopathic ventricular fibrillation. Nature 1998; 392: 293-6

13) Schott JJ, Alshinawi C, Kyndt F, et al. Cardiac conduction defects associate with mutations in *SCN5A*. Nat Genet 1999; 23: 20-1

14) Benson DW, Wang DW, Dyment M, et al. Congenital sick sinus syndrome caused by recessive mutations in the cardiac sodium channel gene (*SCN5A*). J Clin Invest 2003; 112: 1019-28

15) Kyndt F, Probst V, Potet F, et al. Novel *SCN5A* mutation leading either to isolated cardiac conduction defect or Brugada syndrome in a large French family. Circulation 2001; 104: 3081-6

16) Makita N, Behr E, Shimizu W, et al. The E1784K mutation in *SCN5A* is associated with mixed clinical phenotype of type 3 long QT syndrome. J Clin Invest 2008; 118: 2219-29

17) Antzelevitch C, Yan GX, Ackerman MJ, et al. J-Wave syndromes expert consensus conference report: Emerging concepts and gaps in knowledge. Heart Rhythm 2016; 13: e295-324

18) Watanabe H, Nogami A, Ohkubo K, et al. Electrocardiographic characteristics and *SCN5A* mutations in idiopathic ventricular fibrillation associated with early repolarization. Circ Arrhythm Electrophysiol 2011; 4: 874-81

19) Nademanee K and Wilde AAM. Repolarization versus depolarization defects in Brugada syndrome: A tale of 2 different electrophysiologic settings? JACC Clin Electrophysiol 2017; 3: 364-366

20) Mizusawa Y and Wilde AA. Brugada syndrome. Circ Arrhythm Electrophysiol 2012; 5: 606-16

21) Hayashi H, Sumiyoshi M, Yasuda M, et al. Prevalence of the Brugada-type electrocardiogram and incidence of Brugada syndrome in patients with sick sinus syndrome. Circ J 2010; 74: 271-7

22) Conte G, Dewals W, Sieira J, et al. Drug-induced brugada syndrome in children: clinical features, device-based management, and long-term follow-up. J Am Coll Cardiol 2014; 63: 2272-9

23) Letsas KP, Korantzopoulos P, Efremidis M, et al. Sinus node disease in subjects with type 1 ECG pattern of Brugada syndrome. J Cardiol 2013; 61: 227-31

第11章 Brugada症候群と他の遺伝性不整脈との関連

24) Makiyama T, Akao M, Tsuji K, et al. High risk for bradyarrhythmic complications in patients with Brugada syndrome caused by *SCN5A* gene mutations. J Am Coll Cardiol 2005; 46: 2100-6

25) Jensen PN, Gronroos NN, Chen LY, et al. Incidence of and risk factors for sick sinus syndrome in the general population. J Am Coll Cardiol 2014; 64: 531-8

26) Schulze-Bahr E, Neu A, Friederich P, et al. Pacemaker channel dysfunction in a patient with sinus node disease. J Clin Invest 2003; 111: 1537-45

27) Holm H, Gudbjartsson DF, Sulem P, et al. A rare variant in *MYH6* is associated with high risk of sick sinus syndrome. Nat Genet 2011; 43: 316-20

28) Kusano KF, Taniyama M, Nakamura K, et al. Atrial fibrillation in patients with Brugada syndrome relationships of gene mutation, electrophysiology, and clinical backgrounds. J Am Coll Cardiol 2008; 51: 1169-75

29) Smits JP, Eckardt L, Probst V, et al. Genotype-phenotype relationship in Brugada syndrome: electrocardiographic features differentiate *SCN5A*-related patients from non-*SCN5A*-related patients. J Am Coll Cardiol 2002; 40: 350-6

30) Lenegre J. Etiology and pathology of bilateral bundle branch block in relation to complete heart block. Prog Cardiovasc Dis 1964; 6: 409-44

31) Lev M. The Pathology of complete atrioventricular block. Prog Cardiovasc Dis 1964; 6: 317-26

32) Brink AJ and Torrington M. Progressive familial heart block-two types. S Afr Med J 1977; 52: 53-9

33) Groenewegen WA, Firouzi M, Bezzina CR, et al. A cardiac sodium channel mutation cosegregates with a rare connexin40 genotype in familial atrial standstill. Circ Res 2003; 92: 14-22

34) Ishikawa T, Ohno S, Murakami T, et al. Sick sinus syndrome with *HCN4* mutations shows early onset and frequent association with atrial fibrillation and left ventricular noncompaction. Heart Rhythm 2017; 14: 717-724

35) Abe K, Machida T, Sumitomo N, et al. Sodium channelopathy underlying familial sick sinus syndrome with early onset and predominantly male characteristics. Circ Arrhythm Electrophysiol 2014; 7: 511-7

36) Baruteau AE, Kyndt F, Behr ER, et al. *SCN5A* mutations in 442 neonates and children: genotype-phenotype correlation and identification of higher-risk subgroups. Eur Heart J 2018; 39: 2879-2887

37) Bordachar P, Reuter S, Garrigue S, et al. Incidence, clinical implications and prognosis of atrial arrhythmias in Brugada syndrome. Eur Heart J 2004; 25: 879-84

38) Morita H, Kusano-Fukushima K, Nagase S, et al. Atrial fibrillation and atrial vulnerability in patients with Brugada syndrome. J Am Coll Cardiol 2002; 40: 1437-44

39) Sacher F, Probst V, Iesaka Y, et al. Outcome after implantation of a cardioverter-defibrillator in patients with Brugada syndrome: a multicenter study. Circulation 2006; 114: 2317-24

40) Schimpf R, Giustetto C, Eckardt L, et al. Prevalence of supraventricular tachyarrhythmias in a cohort of 115 patients with Brugada syndrome. Ann Noninvasive Electrocardiol 2008; 13: 266-9

41) Ellinor PT, Nam EG, Shea MA, et al. Cardiac sodium channel mutation in atrial fibrillation. Heart Rhythm 2008; 5: 99-105

42) Makiyama T, Akao M, Shizuta S, et al. A novel *SCN5A* gain-of-function mutation M1875T associated with familial atrial fibrillation. J Am Coll Cardiol 2008; 52: 1326-34

43) Kamakura S, Ohe T, Nakazawa K, et al. Long-term prognosis of probands with Brugada-pattern ST-elevation in leads V1-V3. Circ Arrhythm Electrophysiol 2009; 2: 495-503

44) Gussak I, Brugada P, Brugada J, et al. Idiopathic short QT interval: a new clinical syndrome? Cardiology 2000; 94: 99-102

45) Rudic B, Schimpf R and Borggrefe M. Short QT syndrome - Review of diagnosis and treatment. Arrhythm Electrophysiol Rev 2014; 3: 76-9

46) Priori SG, Blomström-Lundqvist C, Mazzanti A, et al. 2015 ESC Guidelines for the management of patients with ventricular arrhythmias and the prevention of sudden cardiac death: The Task Force for the Management of Patients with Ventricular Arrhythmias and the Prevention of Sudden Cardiac Death of the European Society of Cardiology (ESC). Endorsed by: Association for European Paediatric and Congenital Cardiology (AEPC). Eur Heart J 2015; 36: 2793-867

47) Hu D, Li Y, Zhang J, et al. The phenotypic spectrum of a mutation hotspot responsible for the short QT syndrome. JACC Clin Electrophysiol 2017; 3: 727-743

48) Bezzina C, Veldkamp MW, van Den Berg MP, et al. A single Na (+) channel mutation causing both long-QT and Brugada syndromes. Circ Res 1999; 85: 1206-13

49) Remme CA, Verkerk AO, Nuyens D, et al. Overlap syndrome of cardiac sodium channel disease in mice carrying the equivalent mutation of human *SCN5A*-1795insD. Circulation 2006; 114: 2584-94

50) Benhorin J, Taub R, Goldmit M, et al. Effects of flecainide in patients with new *SCN5A* mutation: mutation-specific therapy for long-QT syndrome? Circulation 2000; 101: 1698-706

51) Priori SG, Napolitano C, Schwartz PJ, et al. The elusive link between LQT3 and Brugada syndrome: the role of flecainide challenge. Circulation. 2000; 102: 945-7

52) Takahashi K, Shimizu W, Miyake A, et al. High prevalence of the *SCN5A* E1784K mutation in school children with long QT syndrome living on the Okinawa islands. Circ J 2014; 78: 1974-9

53) Grant AO, Carboni MP, Neplioueva V, et al. Long QT syndrome, Brugada syndrome, and conduction system disease are linked to a single sodium channel mutation. J Clin Invest 2002; 110: 1201-9

54) Probst V, Denjoy I, Meregalli PG, et al. Clinical aspects and prognosis of Brugada syndrome in children. Circulation 2007; 115: 2042-8

55) Gonzalez Corcia MC, Sieira J, Pappaert G, et al. A clinical score model to predict lethal events in young patients (≤19 Years) with the Brugada syndrome. Am J Cardiol 2017; 120: 797-802

56) Sieira J, Conte G, Ciconte G, et al. Clinical characterisation and long-term prognosis of women with Brugada syndrome. Heart 2016; 102: 452-8

57) Itoh H, Shimizu M, Ino H, et al. Arrhythmias in patients with Brugada-type electrocardiographic findings. Jpn Circ J 2001; 65: 483-6

trivia

QT 短縮症候群における PQ セグメント

　QT短縮症候群ではPQセグメントが基線より低下する場合が多い。通常、心房の再分極を示す陰性のTa波はQRS波に隠れているが（図A）、QT短縮症候群ではQT間隔と同様にPTa間隔（心房筋の脱分極開始から再分極終了までの時間）も短縮するので、Ta波がPQセグメントに現れやすくなり、PQセグメントは基線より低下すると考えられる（図B）。

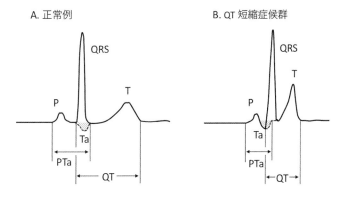

A. 正常例　　　　　　　　B. QT 短縮症候群

Tülümen E, Giustetto C, Wolpert C, et al. PQ segment depression in patients with short QT syndrome: a novel marker for diagnosing short QT syndrome? Heart Rhythm 2014; 11: 1024-1030.

Brugada症候群の予後および予後予測因子

九州大学病院　血液・腫瘍・心血管内科　深田　光敬

　Brugada症候群の最も重要な治療目標は心臓突然死の予防であり、本症の予後予測は生命の危険と直結するために非常に重要である。本症の治療選択枝として植え込み型除細動器（implantable cardioverter defibrillator：ICD）があるが、これには装置の不適切作動、感染、就労や運転免許（trivia参照）、患者の精神的ストレスなどの種々の問題があり（trivia参照）、植え込み適応の決定の際には、その例における心室不整脈のリスクの程度を知ることが大切で、その前提としてBrugada症候群およびBrugada型心電図症例の自然歴（予後）を知ることが必要である。

12.1　Brugada 症候群の不整脈イベント発生率

　Type 1心電図を示すBrugada症候群における不整脈イベント発生率は、2009年に報告された厚生労働省循環器病委託研究結果[1]によると、心室細動既往例で年10.2%、失神既往例で年0.6%、無症候例で年0.5%と報告されている。

　2013年の特発性心室細動研究会からの報告（J-IVF研究）[2]では、不整脈イベント発生率は心室細動既往例で年8.4%、失神既往例で年1.7%、無症候例で年0.3%であり、本邦における2つの研究結果はほぼ一致している。

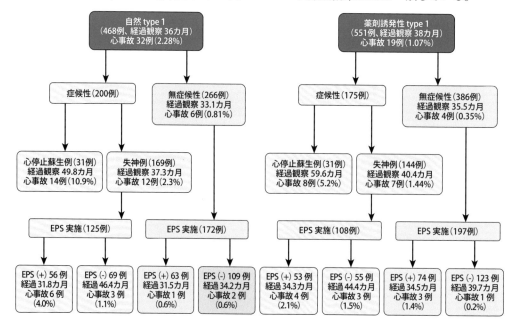

図1　FINGER研究全対象を自然Type 1群と薬剤負荷Type 1群に分けた際の経過観察期間中における心事故率
(Probst V, Veltmann C, Eckardt L et al: Circulation 2010;121;635-643に基づいて作成)

海外においてもProbstら（2010）[3]はcoved型Brugada心電図波形を示す連続1,029例についての前向き登録研究を行い、Brugada症候群の予後評価についての研究成績を報告している。この登録研究に参加した研究者の所属国はFrance, Italy, Netherland およびGermanyの4カ国で、これらの国々の頭文字をとって、この研究をFINGER研究と名付けた。

この研究で報告されたBrugada症候群の心事故出現率は、心室細動既往例では7.7%/年、失神既往例では1.9%/年、無症候例では0.5%/年と、我が国での報告とほぼ同程度の不整脈イベント発生率が報告されている（図1）。

12.2 予後予測因子

1 症状

最も重要な予後予測因子は心停止（心室細動）歴の有無であり、心停止の既往を持つBrugada症候群患者では4〜7年で35〜48%の心室不整脈の再発が報告されている[1,3-5]。

次に重要な症状は失神で、Brugada症候群症例の約3分の1が失神病歴を持っており[3]、失神を病歴に持つ患者の不整脈イベント発症率は無症状例の4倍ほど高いことが報告されている[3,6]。他方、非心原性失神（起立性低血圧、神経調整性失神など）は心室不整脈や突然死を予知するものではない[7]。しかし、非心原性失神と不整脈原性疾患の両者を合併する例もある。Brugada症候群に近い概念である早期再分極症候群は非心原性失神患者の約3割の高率に認めるが、死亡を予測する指標とはならないことが報告されている[8]。

心原性失神と非心原性失神の鑑別の際には、焦点を絞った問診が有用で、尿失禁を伴う場合は心原性失神、前兆を伴う場合は非心原性失神である確率が高い[9]。失神を有するBrugada症候群患者で、その成因が心原性であるかどうかの判断に植え込み型ループレコーダを用いることは有用であるが、観察期間中に突然死を起こすリスクがあり、ICD植え込みの適応時期を逃さないように注意深く経過を観察する必要がある。

心停止もしくは心原性失神を持たないBrugada症候群（無症候性Brugada症候群）の頻度はBrugada症候群全例の過半数を占め、その心事故発生率は年0.5%程度と比較的低く[1,3]、現行ガイドライン（第8章参照）ではICD植え込みの積極的適応には含まれていない[10,11]。しかし、無症候性Brugada症候群でも突然死の頻度は皆無でないため、無症候性Brugada症候群に属する症例での心事故を予測することは大切で、後述するようにリスク因子の層別化が行われている（表1）。

2 年齢、性別

Brugada症候群症例の心停止時の平均年齢は39〜48歳で、大多数は20〜65歳の間に出現する[1,3,4]。一般に無症状の高齢Brugada症候群例での心室不整脈のイベントリスクは比較的低い[12]。また一般に小児でのBrugada症候群の頻度は稀であるが、突然死例があることも報告されている[13,14]。

性別については、過去のコホート研究結果によると、心停止を起こしたBrugada症候群

症例の64〜94％が男性であった[1,3,5]。また男性では、Type 1波形を示す頻度や、心臓電気生理学的検査による心室細動誘発リスクが高いことが報告されている[15]。しかし、無症候性Brugada症候群の多くも男性であり、必ずしも性別はBrugada症候群における不整脈イベントの独立した予測因子ではない[1,15]。

3 遺伝子および家族歴

*SCN5A*はBrugada症候群の最も有病率が高い原因遺伝子であり、本症候群でのこの遺伝子変異の検出率は約15〜30％である。我が国での多施設研究（2017年）で、*SCN5A*変異陽性群では陰性群に比べて、心事故発生率が有意に高いことが報告されている[16]。*SCN5A*変異の有無が不整脈イベントの予測に有用であるとの報告もあるが[17,18]、他方、*SCN5A*変異は有意な予後予測因子ではないとするレジストリ報告もある[1,3,4]。

Kamakuraら[1]は45歳未満の年齢層での突然死家族歴を持つBrugada症候群症例における致死的不整脈イベント出現のハザード比は3.3であることを報告しているが、突然死家族歴は*SCN5A*変異と同様に予後予測因子ではない

とする報告もあり[1,3,4]、少なくとも強い予後予測因子ではないと考えられる（第10章参照）。

4 体表面心電図

標準12誘導心電図所見に基づいて、ある程度は非侵襲的にBrugada症候群のリスク評価が可能である。自然発生Type 1 Brugada心電図例では、Naチャネル遮断薬でType 1 Brugada心電図が誘発される例よりも不整脈リスクが高い[3,19]。しかしBrugada症候群症例での心電図波形には日内・日差変動が著しく、一貫してType 1波形を示す例はむしろ少ない[20,21]。従って、Type 2,3波形を示す例でも、日時を変えて複数回心電図を記録することが予後予測の観点からは望ましい。

V$_{1,2}$誘導については、標準的な第4肋間での記録に加えて、第2、第3肋間で心電図を追加記録することは診断感度を高める上に是非とも必要なことである。付加的高位右側胸部誘導で記録されたType 1 Brugada心電図例の不整脈リスクは、通常肋間でType 1を示す例と変わらないことが報告されている[22,23]。

QRS波の分節化（fragmentation）[24-26]および下側方誘導での早期再分極所見（J波）の合

表1　各臨床所見のBrugada症候群の予後予測における重み付け

予測される不整脈リスクの程度	臨床所見
高い	心停止既往
	記録された心室細動
	不整脈原性失神
中等度に高い	自然 type 1 Brugada 心電図波形
	男性
中等度に低い	非不整脈原性失神
	EPS（2連刺激以下）での心室不整脈の誘発
	突然死の家族歴
	SCN5A 変異
低い	Naチャネル阻害薬誘発性 type 1 Brugada心電図波形

遺伝性不整脈の診療に関するガイドライン（2017年改訂版、日本循環器学会）を参考にして作成

併[1,2,27-29]は予後予測因子として有用であるとの報告が多い。心室内興奮伝導遅延を反映するRJ間隔（図2）[30,31]、再分極異常とその不均一性を反映するT波のピークからT波終末部までの時間およびそのばらつき[31-33]なども心イベントの予測因子として報告されている。ST上昇度の変動性やJ波増高の所見は、それらの所見を認めた時点での心室不整脈リスク上昇を示唆する可能性がある[34]。

5 心臓電気生理学的検査 (electrophysiological study、EPS)

Prioriら（2012）[6]は、心停止病歴がない自然ないし薬剤負荷後Type 1 Brugada心電図を示す307例全例にEPSを実施し、これらの例について平均観察期間34カ月にわたって前向きに観察し、不整脈事故の出現と種々の予測因子との関連について検討し、この研究をPRELUDE研究（programmed electrical stimulation predictive value registry, PRELUDE registry）と名付けた。

Prioriら（2012）は、これらの研究対象全例にBrugadaらのプロトコールに従って心室プログラム刺激と結果判定を行い、その後の予後観察を行った。すなわち基本周期は600または400msec、3連刺激までとし、S2-3最短連結期

は200msec、S4最短連結期としては不応期を用いた[35]。陽性判定は心室細動、30秒以上持続する多形性心室頻拍、ないし意識消失を伴い電気的除細動を要する心室頻拍出現の何れか1項目があれば陽性と判定した[36]。

この方法で約40%の対象に心室不整脈が誘発されたが、その後の経過観察期間（平均36カ月）中の心室不整脈の出現率はEPSで心室不整脈が誘発された群と誘発されなかった群の間に差を認めなかった。

心室不整脈が誘発された患者群の内、111例（88%）で再度、心室不整脈誘発試験を行っているが、38例（34%）のみで心室不整脈が誘発されたに過ぎなかった。これらの研究結果は、EPSを用いる心室不整脈誘発試験は、検査方法自体の再現性に問題があることを示しており、EPSの心室不整脈イベントの予測能力は高くないことを示している（第7章参照）。

Brugadaらは一貫してEPSの予後評価における有用性を指摘しているが[4,37]、大規模前向き研究であるFINGERレジストリにおいても、EPSによる心室不整脈の誘発性は心イベントの予測因子にはならなかった[3]。

Sroubekら（2016）[38]は文献的に8研究、1,312例のBrugada症候群症例について平均観察期間38.3カ月の後ろ向き研究結果を集計し、心

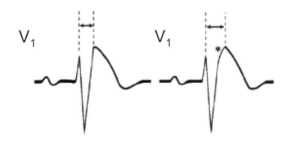

図2　心電図V₁誘導のRJ間隔
図の矢印で示す時間間隔がRJ間隔で、J-IVF研究ではRJ間隔が80msec以上の例で心室細動の発生率が高かった。当初の報告ではRJ間隔はS波間隔として測定されている（Circ J 2003; 67: 8-10より）。

室プログラム刺激による心室不整脈の誘発性は、将来の心室不整脈リスクを示し、ことに少ない心室刺激回数で不整脈が誘発される例では不整脈事故を起こす危険度が高いことを指摘している。しかし、EPSで心室不整脈が誘発されないからといって、将来、心室不整脈が出現するリスクが低いことを示すものではなく、ことに高リスクの臨床所見を持つ例ではそうであるとして、高リスク臨床所見が予後評価に重要であることを指摘している[38]。

我が国での特発性心室細動研究会の研究成績でも、単発性期外刺激で心室不整脈が誘発される場合には、心イベント出現率も有意に高いことが報告されている[39]。

諸種の文献的研究結果を総合すると、EPSでの心室不整脈誘発性は、心停止病歴、心臓起因失神などの臨床症状や自然発生 Type 1 Brugada 心電図に比べると弱い予後予測因子であると考えられる。

12.3 スコアリングシステム

2016年に報告されたAPHRS/EHRA/HRS/SOLAECEのJ波についての専門家会議合意報告（expert consensus conference report）において、Brugada症候群の診断のためのShanghai score systemが提唱された[11]。このスコアシステムでは、心電図異常、症状、不整脈出現の有無、家族歴、遺伝子検査などにそれぞれ重み付けをし、Brugada症候群を診断する（第8章の表3［69頁］参照）。

欄外脚註：
APHRS：Asisa Pacific Heart Rhythm Society, EHRA: European Heart Rhythm Association, HRS: Heart Rhythm Society, SOLAECE: Sociedad Latioamericana de Estimulacion Cardiaca y Electrofisiologia (Latin American Society of Cardiac Pacing and Electrophysiology)

このシステムを用いて行った我が国でのBrugada症候群症例の後ろ向き解析研究では、致死的不整脈イベントの累積発症率は各リスクスコア群で有意差を認め、このスコアシステムがBrugada症候群の予後予測モデルとして有用であることが示された（図3）[40]。このスコ

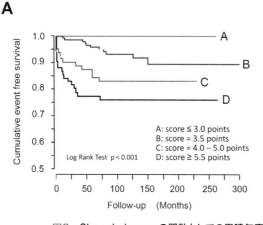
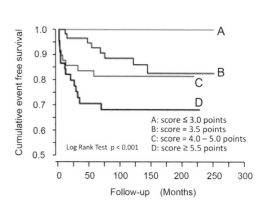

A: score ≤ 3.0 points
B: score = 3.5 points
C: score = 4.0 − 5.0 points
D: score ≥ 5.5 points

Log Rank Test p < 0.001

図3　Shanghai scoreの関数としての累積無事故生存率
Aは全コホートでBは遺伝子検査群。
Kawada S, Morita H, Antzelevitch C, et al：JACC Clin Electrophysiol. 2018; 4: 724-730から引用

アが3点以下の例の10年間の致死的不整脈イベントの出現率は0%で、このような例ではICD植え込みは不要と考えられる。

スコアが3点以下の例としては、①発熱時にType 1 Brugada心電図を示す無症候例、②原因不明の失神を伴う薬剤誘発性Type 1 Brugada心電図を示す例などが挙げられる。

また症状（失神の有無）と心電図所見（V1のRJ間隔、V6のQRS間隔、T波の頂点-終末時間）を用いてロジスティックモデルを作成し、心室細動を発症しない患者群を同定する方法も報告されている[31]。

これらのスコアリングシステムはICDの適応を考える際に有用で、多施設、多国間などでの大規模研究での更なる検証が望まれる。

参考文献

1) Kamakura S, Ohe T, Nakazawa K, et al. Brugada Syndrome Investigators in Japan. Long-term prognosis of probands with Brugada-pattern ST-elevation in leads V1-V3. Circ Arrhythm Electrophysiol 2009; 2: 495-503

2) Takagi M, Aonuma K, Sekiguchi Y, et al. Japan Idiopathic Ventricular Fibrillation Study (J-IVFS) Investigators. The prognostic value of early repolarization (J wave) and ST-segment morphology after J wave in Brugada syndrome: multicenter study in Japan. Heart Rhythm 2013; 10: 533-539

3) Probst V, Veltmann C, Eckardt L, et al. Long-term prognosis of patients diagnosed with Brugada syndrome: results from the FINGER Brugada Syndrome Registry. Circulation 2010; 121: 635-643

4) Conte G, Sieira J, Ciconte G, et al. Implantable cardioverter-defibrillator therapy in Brugada syndrome: a 20-year single-center experience. J Am Coll Cardiol 2015; 65: 879-888

5) Sacher F, Probst V, Maury P, et al. Outcome after implantation of a cardioverter- defibrillator in patients with Brugada syndrome: a multicenter study: part 2. Circulation 2013; 128: 1739-1747

6) Priori SG, Gasparini M, Napolitano C, et al. Risk stratification in Brugada syndrome: results of the PRELUDE (PRogrammed ELectrical stimUlation preDictive valuE) registry. J Am Coll Cardiol 2012; 59: 37-45

7) Sacher F, Arsac F, Wilton SB, et al. Syncope in Brugada syndrome patients: prevalence, characteristics, and outcome. Heart Rhythm. 2012; 9: 1272-1279

8) Bartczak A, Lelonek M. Early repolarization variant in syncopal patients referred to tilt testing. Pacing Clin Electrophysiol 2013; 36: 456-461

9) Olde Nordkamp LR, Vink AS, Wilde AA, et al. Syncope in Brugada syndrome: prevalence, clinical significance, and clues from history taking to distinguish arrhythmic from nonarrhythmic causes. Heart Rhythm 2015; 12: 367-375

10) 日本循環器学会, 日本心臓病学会、日本不整脈心電学会合同研究班（班長:青沼和隆）：遺伝性不整脈の診療に関するガイドライン（2017年改訂版）, 2018年3月23日発行

11) Antzelevitch C, Yan GX, Ackerman MJ, Borggrefe M, et al. J-Wave syndromes expert consensus conference report: Emerging concepts and gaps in knowledge. J Arrhythm 2016; 32: 315-339

12) Conte G, De Asmundis C, Sieira J, et al. Clinical characteristics, management, and prognosis of elderly patients with Brugada syndrome. J Cardiovasc Electrophysiol 2014; 25: 514-519

13) Priori SG, Napolitano C, Glordano U, et al. Brugada syndrome and sudden cardiac death in children. Lancet 2000; 355: 808-809

14) Probst V, Denjoy I, Meregalli PG, et al. Clinical aspects and prognosis of Brugada syndrome in children. Circulation 2007; 115: 2042-2048

15) Benito B, Sarkozy A, Mont L, et al. Gender differences in clinical manifestations of Brugada syndrome. J Am Coll Cardiol 2008; 52: 1567-1573

16) Yamagata K, Horie M, Aiba T, et al. Genotype-phenotype correlation of *SCN5A* mutation for the clinical and electrocardiographic characteristics of probands with Brugada syndrome: A Japanese Multicenter Registry. Circulation 2017; 135: 2255-2270

17) Sommariva E, Pappone C, Martinelli Boneschi,

F, et al. Genetics can contribute to the prognosis of Brugada syndrome: a pilot model for risk stratification. Eur J Hum Genet 2013; 21: 911-917

18) Bezzina CR, Barc J, Mizusawa Y, et al. Common variants at *SCN5A-SCN10A* and *HEY2* are associated with Brugada syndrome, a rare disease with high risk of sudden cardiac death. Nat Genet 2013; 45: 1044 - 1049

19) Delise P, Allocca G, Marras E, et al. Risk stratification in individuals with the Brugada type 1 ECG pattern without previous cardiac arrest: usefulness of a combined clinical and electrophysiologic approach. Eur Heart J 2011; 32: 169-176

20) Richter S, Sarkozy A, Veltmann C, et al. Variability of the diagnostic ECG pattern in an ICD patient population with Brugada syndrome. J Cardiovasc Electrophysiol 2009; 20: 69-75

21) Veltmann C, Schimpf R, Echternach C, et al. A prospective study on spontaneous fluctuations between diagnostic and non-diagnostic ECGs in Brugada syndrome: implications for correct phenotyping and risk stratification. Eur Heart J 2006; 27: 2544-2556

22) Miyamoto K, Yokokawa M, Tanaka K, et al. Diagnostic and prognostic value of a type 1 Brugada electrocardiogram at higher （third or second）V1 to V2 recording in men with Brugada syndrome. Am J Cardiol 2007; 99: 53-57

23) Shimeno K, Takagi M, Maeda K, et al. Usefulness of multichannel Holter ECG recording in the third intercostal space for detecting type 1 Brugada ECG: comparison with repeated 12-lead ECGs. J Cardiovasc Electrophysiol 2009; 20: 1026-1031

24) Morita H, Kusano KF, Miura D, et al. Fragmented QRS as a marker of conduction abnormality and a predictor of prognosis of Brugada syndrome. Circulation 2008; 118: 1697-1704

25) Tokioka K, Kusano KF, Morita H, et al. Electrocardiographic parameters and fatal arrhythmic events in patients with Brugada syndrome: combination of depolarization and repolarization abnormalities. J Am Coll Cardiol 2014; 63: 2131-2138

26) Take Y, Morita H. Fragmented QRS: What is the meaning ? Indian Pacing Electrophysiol J 2012; 12: 213-225

27) Kawata H, Morita H, Yamada Y, et al. Prognostic significance of early repolarization in inferolateral leads in Brugada patients with documented ventricular fibrillation: a novel risk factor for Brugada syndrome with ventricular fibrillation. Heart Rhythm 2013; 10: 1161-1168

28) Kaneko Y, Horie M, Niwano S, et al. Electrical storm in patients with Brugada syndrome is associated with early repolarization. Circ Arrhythm Electrophysiol 2014; 7: 1122-1128

29) Rollin A, Sacher F, Gourraud JB, et al. Prevalence, characteristics, and prognosis role of type 1 ST elevation in the peripheral ECG leads in patients with Brugada syndrome. Heart Rhythm 2013; 10: 1012-1018

30) Atarashi H, Ogawa S. Idiopathic Ventricular Fibrillation Investigators. New ECG criteria for high-risk Brugada syndrome. Circ J 2003; 67: 8-10

31) Kawazoe H, Nakano Y, Ochi H, et al. Risk stratification of ventricular fibrillation in Brugada syndrome using noninvasive scoring methods. Heart Rhythm 2016; 13: 1947-1954

32) Castro Hevia J, Antzelevitch C, Tornés Bárzaga F, et al. Tpeak-Tend and Tpeak-Tend dispersion as risk factors for ventricular tachycardia/ventricular fibrillation in patients with the Brugada syndrome. J Am Coll Cardiol 2006; 47: 1828-1834

33) Maury P, Sacher F, Gourraud JB, et al. Increased Tpeak-Tend interval is highly and independently related to arrhythmic events in Brugada syndrome. Heart Rhythm 2015; 12: 2469-2476

34) Marquez MF, Bisteni A, Medrano G, et al. Dynamic electrocardiographic changes after aborted sudden death in a patient with Brugada syndrome and rate-dependent right bundle branch block. J Electrocardiol 2005; 38: 256-259

35) Brugada J, Brugada R, Brugada P. Determinants of sudden cardiac death in individuals with the electrocardiographic pattern of Brugada syndrome and no previous cardiac arrest. Circulation. 2003; 108: 3092-3096

36) Brugada J, Brugada R, Antzelevitch C, et al. Long-term follow-up of individuals with the electrocardiographic pattern of right bundle-branch block and ST-segment elevation in precordial leads V1 to V3. Circulation 2002; 105: 73-78

37) Sieira J, Conte G, Ciconte G, et al. Prognostic value of programmed electrical stimulation in Brugada syndrome: 20 years experience. Circ Arrhythm Electrophysiol 2015; 8: 777-784

38) Sroubek J, Probst V, Mazzanti A, et al. Programmed ventricular stimulation for risk stratification in the Brugada syndrome: a pooled analysis. Circulation 2016; 133: 622-630

39) Takagi M, Sekiguchi Y, Yokoyama Y, et al. The prognostic impact of single extra-stimulus on programmed ventricular stimulation in Brugada patients without previous cardiac arrest: multi-centre study in Japan. Europace 2018; 20: 1194-1200

40) Kawada S, Morita H, Antzelevitch C, et al. Shanghai score system for diagnosis of Brugada syndrome: Validation of the score system and system and reclassification of the patients. JACC Clin Electrophysiol 2018; 4: 724-730

ICD 植え込み患者の就労と運転免許

　Brugada症候群でICDの植え込み術を受ける患者は青壮年男性に多いため、自身の健康とは別に就労や運転免許など社会生活面での不安を持つ場合が多い。雇用者はICDを植え込んでいる労働者に対して安全配慮義務を負う。すなわち事故や健康障害が発生しないように作業環境の改善や作業の軽減を図る義務がある。高所作業や危険物取扱作業などICDの不適切作動が事故に結びつく可能性がある場合は、職場の産業医とも相談して配置転換も検討するべきである。運転免許については、我が国の合同検討委員会ステートメント（2010）で二次予防の植え込み例では、「他に失神のリスクが高いと考えられる要因がない患者においては、ICD植え込み後6カ月以上経過し、ICD作動や意識消失が生じていない例では「運転を控えるべきとは言えない」旨の診断を考慮してよい」とされている。一次予防の植え込み例では、同様に30日が経過していれば考慮してよいとされる。その後、2017年に一次予防の植え込み例では、30日が7日に短縮された。このようにICD患者の車の運転制限期間は欧米に準じて緩和されつつある。

奥村謙、他。ペースメーカー、ICD, CRTを受けた患者の社会復帰・就学・就労に関するガイドライン（2013年改訂版）循環器病の診断と治療に関するガイドライン（2012年度合同研究班報告）
（www.j-circ.or.jp/guideline/pdf/JCS2013_okumura_h.pdf）

ICD 植え込み患者における QOL

　ICDは致死的不整脈を停止させる上では薬物療法より明らかに有効であるが、その役割は不整脈の停止効果に限定され、予防効果はない。ICDは生命予後を改善するが植え込みや作動に対する不安・抑うつ・怒りなど負の感情を引き起こしやすい。また心室細動・心室頻拍に対する適切作動のみならず、設定によっては洞頻脈や心房細動の際に不適切作動を起こすこともある。さらに運転免許の取得や更新に制限があったり、就労・就学に支障をきたしたり、日常生活で電磁波障害への不安を持つ例もある。これらはICD植え込み患者の生活の質（quality of life: QOL）を低下させることが指摘されている。これらに対して最近では認知行動療法やピアサポート（同じような立場の人によるサポート）、病院での多職種ケア（不整脈専門医・精神科医・臨床心理士・薬剤師・デバイスナースなどから構成されるチームによるケア）などさまざまな取り組みがなされている。

Qintar M, George JJ, Panko M, et al: A prospective study of anxiety in ICD patients with a pilot randomized controlled trial of cognitive behavioral therapy for patients with moderate to severe anxiety. J Interv Card Electrophysiol 2015; 43: 65-75.

---

trivia

Brugada 症候群における MRI 検査

Brugada症候群では右室流出路の心外膜側を中心に線維変性や脂肪変性、炎症所見などの微細な病理組織学的な異常所見が報告されている[1]。MRI検査（磁気共鳴画像検査）は被爆のリスクがなく、高分解能で画像処理が容易であるため今や臨床医学に不可欠な画像診断技術である。MRI検査は形態診断のみならず血流や代謝などの機能診断や分子イメージングの目的でも適応が広がりつつある。とりわけ心臓MRI検査は、動画撮影、血流計測、3D画像の構成を短時間で行い、ガドリニウムを用いた遅延造影検査では心臓超音波検査でも検出が困難な心筋の微細な構造異常を同定できる。またペースメーカーや植え込み型除細動器（implantable cardioverter defibrillator: ICD）の植え込み術を行ったケースでは、従来MRI検査は禁忌であったが、最近ではMR conditionalなデバイスも登場している。

Brugada症候群の症例に対して心臓MRI検査を施行した研究では、右室駆出率の低下、右室収縮末期容量の増大、ガドリニウム遅延造影の出現などが報告されており、これらの異常所見は*SCN5A*の変異があるBrugada症候群で顕著であった。Brugada症候群ではgenotypeとphenotypeの関連が指摘されているが、心電学的なphenotypeのみでなく形態や機能的なphenotypeでも同様であると考えられる。また右室流出路に関しては、流出路の局所的な壁運動異常や右室流出路の相対的な容量の増大などが報告されている[2,3]。特に心電図上Brugada症候群が疑われる際には心臓MRI検査による右室流出路の同定とこれによる胸部電極の装着が重要といえる[4]。

1) Pieroni M, et al. Electroanatomic and pathologic right ventricular outflow tract abnormalities in patients with Brugada syndrome. J Am Coll Cardiol 2018; 72: 2747-2757.
2) Rudic B, et al. Brugada syndrome: clinical presentation and genotype – correlation with magnetic resonance imaging parameters. Europace 2016; 18: 1411-1419.
3) Bastiaenen R, et al. Late gadolinium enhancement in Brugada syndrome: a marker for subtle underlying cardiomyopathy? Heart Rhythm 2017; 14: 583-589.
4) Voltmann C, et al. Insights into the location of type I ECG in patients with Brugada syndrome: correlation of ECG and cardiovascular magnetic resonance imaging. Heart Rhythm 2012; 9: 414-421.

第13章

Brugada症候群の治療・指導方針

九州大学病院　血液・腫瘍・心血管内科　深田 光敬

　Brugada症候群の治療には非薬物治療と薬物治療とがあり、病歴、症状、日常生活・就労状況などを考慮して適切な治療法の選択や指導方針の決定を行うことが必要である。

13.1 非薬物治療

1 植え込み型除細動器（implantable cardioverter defibrillator：ICD）

　心臓突然死の最も効果的予防・治療法は植え込み型除細動器（ICD）の植え込みであり、無作為化比較試験で有効性が証明されている[1,2]。しかし、ICDの植え込みには特有の合併症が一定頻度で出現する。Sacherら[3]は、ICD移植後のBrugada症候群患者の多施設共同研究で、10年間の観察期間中にICDの不適切作動を37%、リード不全を29%に認めている。

　この問題への対応手段の1つは遠隔モニタリングの利用である。これは、デバイス外来に加えて、インターネット回線を用いて遠隔モニタリングを行い、リード不全や不適切作動を早期に検出し、それらへの対策を早期に実施する方法である[4]。

　また2016年から我が国でも使用可能になった皮下植え込み型除細動器（subcutaneous ICD：s-ICD）の使用は、リード関連合併症の出現率を低下させることが期待でき[5]、一般的にペーシングの必要がない本症候群は、この治療法の良い適応であると考えられる（図1）。特に若年者では、長期にわたるICDの体内留置に伴い、リード関連事故を含む合併症の出現率が高いため[3]、皮下植え込み型除細動器の臨床的有用性が広く注目されている（trivia参照）[6,7]。

　ICD植え込み術の適応は下記の如くである。

　1）Type 1 Brugada心電図波形を示す心停

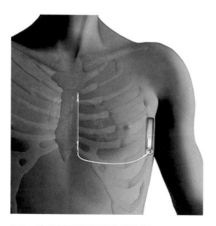

図1　皮下植え込み型除細動器
（bostonscientific.comより）

止/心室細動既往例ではクラスIの適応がある（クラスIとは、評価法・治療法が有用・有効であることが証明されているか、あるいは広く見解が一致している）。

2）不整脈原性失神・痙攣・夜間苦悶様呼吸がある例はクラスⅡa（データ、見解から有用、有効である可能性が高い）。

3）無症候性であるが心臓電気生理学的検査（electro physiological study: EPS）で心室不整脈が誘発される例はクラスⅡb（データ・見解から有用性・有効性がそれほど確立されていない）[8,9]。

クラスⅡ（ⅡaもしくはⅡb）の患者に対するICD植え込みについては、年齢、性別、臨床症状、心電図所見（QRS波、再分極波異常の有無など）について症例ごとに心室不整脈出現のリスクを評価し、有用性と合併症について患者や家族によく説明して理解を深めた上で適応を決定する。

ICDの植え込みは、若年者では合併症の累積発症率が高く、特に小児では成長に伴ってデバイスの位置調整が必要になる場合があるため、これらを含めた不利益事象の出現の可能性についても十分検討する必要がある。

2 カテーテルアブレーション

Haissaguerreら[10]は、Brugada症候群に対するカテーテルアブレーションの有用性を2003年に初めて報告した。彼らは3例のBrugada症候群で心室細動のtriggerとなる心室期外収縮の発生源を調査し、1例では右室前壁のプルキンエ線維、2例では右室流出路に起源があることを認め、これらの部位のカテーテルアブレーションを行うことにより心室期外収縮の出現が抑制でき、術後には心室細動誘発性が低下し、平均7カ月の観察期間中に心室細動の再発

を認めなかった。

心室期外収縮のカテーテルアブレーションの際には、その発生部位の同定が大切で、Talibら[11]は心室細動直後の心室期外収縮が頻発している時期にカテーテルアブレーションを行う治療戦略を報告している。

その後Nademaneeら（2011）[12]は、Brugada症候群患者の右室流出路の心外膜側に遅延電位と分裂電位を認め（第7章参照）、これらの部位の焼灼によりBrugada症候群の不整脈基質が修飾され、心室不整脈が誘発され難くなり、体表面心電図波形も数週ないし数カ月後には正常化したことを報告している。この心外膜アプローチによる右室流出路アブレーションについては、Shahら[13]の報告でも有効性が示されている。

Sacherらはカテーテルアブレーション時にajmaline（Vaughan Williams分類クラスIa）負荷を行い[14]、Brugadaらは右室における低電位領域を同定するためにflecainide（Vaughan Williams分類クラスIc）を用いている[15]。これらの薬剤負荷は、Brugada症候群において電気生理学的に検出される不整脈基質を増幅し、認識し易くする上で有用である。不整脈基質のアブレーション後にST上昇が改善した群では、心室不整脈の非再発率が高いことが認められている[16]。

心外膜アプローチによるカテーテルアブレーションの際には、特有の合併症として心膜出血（～30％）、右心室穿刺（～10％）、腹部臓器・冠動脈損傷（～1％）、横隔神経麻痺などを起こす可能性があるため、現時点では心停止リスクなどの重篤な症状を起こす危険度が高い例を対象として行われている[17,18]。

このようにして、Brugada症候群に対するカテーテルアブレーション治療法は、悪性心室不整

脈のtriggerとなる心室期外収縮のアブレーションから、心外膜アプローチによる不整脈基質のアブレーションへと選択肢が広がっている[16]。

現時点では、Brugada症候群を対象としたカテーテルアブレーション治療の無作為化比較試験は行われていないが、ICD植え込み術後のBrugada症候群症例をカテーテルアブレーション群とコントロール群に分けて治療効果を比較する多施設無作為化試験の登録が行われ

ており、その研究結果が期待される（図2）[19]。

カテーテルアブレーションにより、Brugada症候群の予後が改善する可能性については既にいくつかの報告があるが、この治療法はICDに替わり得るものではなく、現状では臨床試験でのエビデンスレベルが低いため、心室細動がストーム状に頻回出現する薬物治療抵抗例や、ICDの頻回作動例に対して、クラスIIbの評価で推奨されている[8,9]。

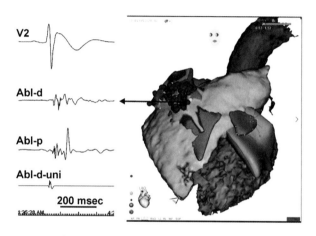

図2　心外膜アプローチによる不整脈基質のカテーテルアブレーション（文献19より）

13.2 薬物治療

Brugada症候群の薬物治療は、現時点では心室細動ストーム時を除いては第一選択治療法としては認められていない。しかしながら、何らかの理由でICD治療を受けられない例、あるいはICDの頻回作動例などでは、薬物治療が重要な役割を持っている。虚血性心筋症、拡張型心筋症などでの心室不整脈に対して用いるアミオダロンやβ遮断薬などの本症候群での治療効果は低く[20]、本症候群に対する各種の抗不整脈薬の作用機序と薬物治療の限界についての充分な認識が必要である。

Brugada症候群に対して用いる抗不整脈薬

は、右室心外膜下筋層の活動電位早期再分極相において、notchの大きさを減少させてdomeを回復させることにより（この結果体表心電図は正常に近づく）、不整脈基質を減少させて抗不整脈作用を示す。一過性外向きK電流（I_{to}）の増加が本症候群の成因として重要な役割を果たしているため（第4章参照）、これを抑制する作用を持つ薬剤の有効性が期待される。

キニジン（Vaughan Williams分類クラスIa）にはI_{to}を抑制する作用があり、実験的に心外膜側心筋の活動電位domeを回復し、体表心電図のST上昇を正常化させ、phase 2 reentry

と多型性心室頻拍の出現を抑制する[21-23]。キニジンのBrugada症候群に対する効果については、臨床試験での有用性も多く報告されている。

2014年にフランスで行われた観察研究によると、心室電気刺激（EPS）で心室不整脈が誘発される44例の無症候性Brugada症候群例に対してキニジン600mg/日（血中濃度目標域3〜6μmol/L）を投与した後に再びEPSを行ったところ、34例（77%）で心室不整脈が誘発されなくなり（内1例でICDの適切作動あり）、心室不整脈が再び誘発されICDの植え込みが行われた残りの10例（22%）でも平均7.7年の追跡期間中にICDの適切作動を認めていない[24]。

2016年に報告されたスペインでの観察研究においても、ICD植え込み術後のBrugada症候群症例で、キニジン投与によりICDの平均ショック数が203回から41回に減少し、患者1人あたりのショック回数の中央値も6回から0回に有意に減少した[25]。

2017年、フランスで行われた多施設無作為化試験で、キニジン投与群では不整脈事故の出現を認めなかったが、消化器症状などの副作用を含む有害事象はプラセボ群に比べて有意に高率であった（68%vs16%）[26]。このように、キニジンにはBrugada症候群の不整脈原性を低下させる効果があるが、ICDに代わるほど確実な心室不整脈治療効果はなく、また副作用も多く認められる。

そのために低用量のキニジン（600mg/日以下）を内服させ、副作用を少なく保って心室不整脈を有効に抑制できたとの報告もある[27,28]。現行ガイドラインにおけるキニジンの投与は、電気的ストーム例およびICDの頻回適切作動例に対し、クラスIIaで推奨されている。ICD適応例であるが、患者がICDの植え込みを拒否する例、またはICD植え込み禁忌例などでは、キニジン経口投与はクラスIIaないしIIbで推奨される[8,9]。

イソプロテレノールは交感神経β受容体刺激薬（β刺激薬）で、L型Caチャネル電流を増加させ、心拍数増加によりI_{to}を減少させることにより心室細動ストームの抑制に有効に働くため、ガイドラインではクラスIIaのレベルで推奨されている[8,9]。また本剤は小児例を含むBrugada症候群症例でキニジンと組み合わせて用いた際に、心室細動ストームを効果的に抑制し、ST上昇を正常化させたことが報告されている[29-32]。

ホスホジエステラーゼ（PDE）阻害薬であるシロスタゾールは、L型Ca電流を増加させ、心拍数を増加させることによりI_{to}を減少させて、ST上昇を正常化し、心室不整脈を抑制する（trivia参照）[30,33,34]。

ベプリジルはVaughan Williams分類IV群に属する抗不整脈薬で（第6章のtrivia［58頁］参照）、Naチャネル電流、Caチャネル電流およびI_{to}を含む複数のKチャネル電流を抑制し、遅い心拍数でのQT間隔を延長することにより、心室不整脈を抑制する[30,35,36]。Brugada症候群を含むJ波症候群に対して、シロスタゾールとベプリジルとを併用して心室細動を効果的に抑制できたことが報告されている[37]。

Vaughan Williams分類でNaチャネル電流の抑制作用が強いクラスIcの抗不整脈薬（ピルジカイニド、フレカイニド、プロパフェノン）及びクラスIaに属する一部の抗不整脈薬（プロカインアミドなど）は、Brugada症候群の不整脈原性を増強するため、禁忌薬剤に分類されている。

ジソピラミド（Vaughan Williams分類クラスIa）はBrugada症候群症例で心室不整脈の誘発性を低下させて治療効果を示すが、ST上昇と右側胸部誘導のrSr'波形を増強することが報告されている[38]。同じVaughan Williams分類

のクラスIaに属するキニジンにはBrugada症候群に対する治療効果があるが、ジソピラミドの有効性については懐疑的で、プロカインアミドが禁忌である理由は、Naチャネル電流の抑制効果とI_{to}電流の抑制効果のバランスが3剤で異なるからである。

心室細動ストーム時には、まずイソプロテレノールの点滴静注を行う。具体的には、1～2μgのボーラス静脈内投与後、0.15～0.30μg/分の持続点滴を行い、心室不整脈の程度や心拍数を観察しながら投与量を調整する。

イソプロテレノール投与により電気的ストームが沈静化する例が多いが、沈静化しない場合、あるいはイソプロテレノール減量時に心室細動が頻回に出現する例では、キニジン300～600mg/日の経口投与を検討する。心室細動ストーム以外の原因によるICD頻回作動時には、キニジン、シロスタゾール100～200mg/日、ベプリジル100～200mg/日の投与やこれらの併用を考える。

13.3 現時点におけるBrugada症候群の治療方針、患者および家族への指導

Brugada症候群に対する治療戦略を有症候性と無症候性に分けて図3に示す。

心電図波形と自覚症状により予後予測を行い、過去の報告から予測される心イベント発症率について、本人および家族に十分説明する。心停止や心室細動が記録されている例にはICDの植え込みを強く勧める。問診上不整脈原性失神と考えられる例においてもICDの植え込みを勧める。

原因不明の失神を示すType 1 Brugada心電図例では、体表面心電図（標準12誘導心電図など）の各指標（第12章の「予後予測因子」[109頁]を参照）や心臓電気生理学的検査による心室不整脈の誘発性（第7章参照）、あるいは遺伝子変異が検出されるかどうかなどの所見に基づいてリスクの層別化を行い、患者や家族の希望と合わせ考えてICD植え込みの実施について検討する。植え込み型ループレコーダの植え込みも有用であると考えられるが、観察中の致死的イベント発症リスクについて患者や家族に十分説明しておく必要がある。

無症候性Type 1 Brugada心電図例では、多くがICD植え込みの適応にならないが、家族歴や体表心電図の各指標から心室不整脈の出現リスクが高い例では、EPSによる心室不整脈の誘発試験を行い、心室不整脈の誘発性が高い例ではICD植え込みについて検討する。ICD適応がある例で、その実施を拒否する例では低用量のキニジン内服治療を行う。

ICDの植え込みを行わず、経過観察を選択した例では、突然死を予防するために日常生活の指導を行うことが大切で、指導内容としては下記の諸点に留意する。

1) Naチャネル遮断薬などの不整脈を誘発する可能性がある薬剤の使用を避ける（www.brugadadrugs.org参照）。
2) 過度の飲酒を避ける。
3) 発熱時には速やかに解熱を図る。
4) 新たに失神が出現した場合は、速やかに循環器専門診療施設を受診する。

運動が有意に心イベントを増加させるとの報告はないため、画一的な運動制限の必要はないが、運動終了直後には副交感神経機能が亢進して心室不整脈が出現し易くなるため、運動前後には十分なウォームアップとクールダウンを心がけるように指導する（第2章のtrivia[30

頁〕参照）。また運動誘発性不整脈を起こしや
すいBrugada症候群以外の遺伝性不整脈の合
併例では、運動強度は症例に応じて検討する。
　ICDの植え込みを受けているか否かにかか
わらず、家族には心肺蘇生法や自動体外式

除細動器（automated external defibrillator：
AED）の使用法についての知識を持ち、心室不
整脈発生時の行動について予め考えておくよう
に指示しておく必要がある。

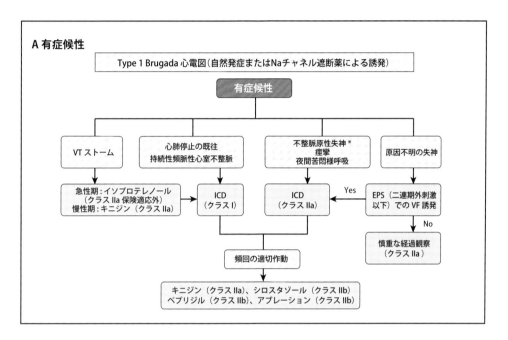

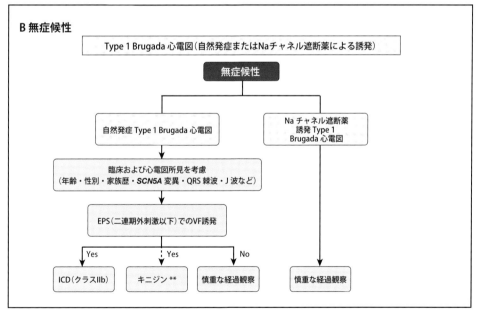

図3　Brugada症候群に対する治療戦略（文献8より）

　*　不整脈原性失神：非不整脈原性失神に比べて、男性・中高年に多い。尿失禁を伴うことが多く、高温・混雑・
　　痛み・精神的ストレス・起立姿勢などの誘因を伴わない。
　**　ICD拒否または禁忌の場合は、キニジンを考慮（クラスIIb）。
　　（日本循環器学会、他2学会：遺伝性不整脈の診療に関するガイドライン（2017年改訂版）2018. 3. 23
　　から許可を得て引用）

参考文献

1) Brugada J, Brugada R, Brugada P : Pharmacological and device approach to therapy of inherited cardiac diseases associated with cardiac arrhythmias and sudden death. J Electrocardiol 2000; 33 Suppl: 41-47

2) Nademanee K, Veerakul G, Mower M, et al: Defibrillator versus β-blockers for unexplained death in thailand （DEBUT）: A randomized clinical trial. Circulation 2003; 107: 2221-2226

3) Sacher F, Probst V, Maury P, et al: Outcome after implantation of cardioverter-defibrillator in patients with Brugada syndrome. A multicenter study - part 2. Circulation 2013; 128: 1739-1747

4) Sacher F, Probst V, Bessouet M, et al: Remote implantable cardioverter defibrillator monitoring in a Brugada syndrome population. Europace 2009; 11: 489-494

5) Brouwer TF, Yilmaz D, Lindeboom R, et al: Long-term clinical outcomes of subcutaneous versus transvenous implantable defibrillator therapy. J Am Coll Cardiol 2016; 68: 2047-2055

6) Rudic B, Tülümen E, Berlin V, et al. Low prevalence of inappropriate shocks in patients with inherited arrhythmia syndromes with the subcutaneous implantable defibrillator single center experience and long-term follow-up. JAHA 2017; 6: e006265

7) Bettin M, Larbig R, Rath B, et al. Long-term experience with the subcutaneous implantable cardioverter-defibrillator in teenagers and young adults. JACC Clin Electrophysiol 2017; 3: 1499-1506

8) 日本循環器学会,日本心臓病学会、日本不整脈心電学会: 遺伝性不整脈の診療に関するガイドライン（2017年改訂版、班長:青沼和隆） 2018.3.23

9) Antzelevitch C, Yan GX, Ackerman MJ, Borggrefe M, et al: J-Wave syndromes expert consensus conference report: Emerging concepts and gaps in knowledge. J Arrhythm 2016; 32: 315-339

10) Haissaguerre M, Extramiana F, Hocini M, et al: Mapping and ablation of ventricular fibrillation associated with long-QT and Brugada syndromes. Circulation 2003; 108: 925-928

11) Talib AK, Yui Y, Kaneshiro T, et al: Alternative approach for management of an electrical storm in Brugada syndrome: Importance of primary ablation within a narrow time window. J Arrhythm 2016; 32: 220-222

12) Nademanee K, Veerakul G, Chandanamattha P, et al: Prevention of ventricular fibrillation episodes in Brugada syndrome by catheter ablation over the anterior right ventricular outflow tract epicardium. Circulation 2011; 123: 1270-1279

13) Shah AJ, Hocini M, Lamaison D, et al: Regional substrate ablation abolishes Brugada syndrome. J Cardiovasc Electrophysiol. 2011; 22: 1290-1291

14) Sacher F, Jesel L, Jais P, et al: Insight into the mechanism of Brugada syndrome. epicardial substrate and modification during ajmaline testing. Heart Rhythm 2014; 11: 732-734

15) Brugada J, Pappone C, Berruezo A, et al: Brugada syndrome phenotype elimination by epicardial substrate ablation. Circ Arrhythm Electrophysiol 2015; 8: 1373-1381

16) Fernandes GC, Fernandes A, Cardoso R, et al: Ablation strategies for the management of symptomatic Brugada syndrome: A systematic review. Hear Rhythm 2018; 15: 1140-1147

17) Yamada T: Transthoracic epicardial catheter ablation: Indications, techniques and complications. Circ J 2013; 77: 1672-1680

18) Viskin S: Radiofrequency ablation of asymptomatic Brugada syndrome. Don't go burning my heart. Circulation 2018; 137: 1883-1884

19) Nademanee K, Hocini M, Haissaguerre M: Epicardial substrate ablation for Brugada syndrome. Heart Rhythm 2017; 14: 457-461

20) Brugada J, Brugada R, Brugada P: Right bundle-branch block and ST-segment elevation in leads V1 through V3. A marker for sudden death in patients without demonstrable structural heart disease. Circulation 1998; 97: 457-460

21) Minoura Y, Di Diego JM, Barajas-Martinez H, et al: Ionic and cellular mechanisms underlying the development of acquired Brugada syndrome in patients treated with antidepressants. J Cardiovasc Electrophysiol 2012; 23: 423-432

22) Minoura Y, Panama BK, Nesterenko VV, et al: Effect of Wenxin Keli and quinidine to suppress arrhythmogenesis in an experimental model of Brugada syndrome. Heart Rhythm 2013; 10: 1054-1062

23) Johnson P, Lesage A, Floyd WL, et al: Prevention of ventricular fibrillation during profound hypothermia by quinidine. Ann Surg 1960; 151: 490-495

24) Bouzeman A, Traulle S, Messali A, et al: Long-term follow-up of asymptomatic Brugada patients with inducible ventricular fibrillation under hydroquinidine. Europace 2014; 16: 572-577

25) Anguera I, Garcia-Alberola A, Dallaglio P, et al: Shock reduction with long-term quinidine in patients with Brugada syndrome and malignant ventricular arrhythmia episodes. J Am Coll Cardiol 2016; 67: 1653-1654

26) Andorin A, Gourraud JB, Mansourati J, et al. The QUIDAM study: Hydroquinidine therapy for the management of Brugada syndrome patients at high arrhythmic risk. Heart Rhythm 2017; 14: 1147-1154

27) Marquez MF, Bonny A, Hernández-Castillo E, et al: Long-term efficacy of low doses of quinidine on malignant arrhythmias in Brugada syndrome with an implantable cardioverter-defibrillator. A case series and literature review. Heart Rhythm 2012; 9: 1995-2000

28) Shen T, Yuan B, Geng J, et al. Low-dose quinidine effectively reduced shocks in Brugada syndrome patients with an implantable cardioverter defibrillator: A Chinese case series report. Ann Noninvasive Electrocardiol 2017; 22: e12375

29) Suzuki H, Torigoe K, Numata O, et al: Infant case with a malignant form of Brugada syndrome. J Cardiovasc Electrophysiol 2000; 11: 1277-1280

30) Ohgo T, Okamura H, Noda T, et al: Acute and chronic management in patients with Brugada syndrome associated with electrical storm of ventricular fibrillation. Heart Rhythm 2007; 4: 695-700

31) Tanaka H, Kinoshita O, Uchikawa S, et al: Successful prevention of recurrent ventricular fibrillation by intravenous isoproterenol in a patient with Brugada syndrome. Pacing Clin Electrophysiol 2001; 24: 1293-1294

32) Maury P, Couderc P, Delay M, et al. Electrical storm in Brugada syndrome successfully treated using isoprenaline. Europace 2004; 6: 130-133

33) Agac MT, Erkan H, Korkmaz L: Conversion of Brugada type I to type III and successful control of recurrent ventricular arrhythmia with cilostazol. Arch Cardiovasc Dis. 2014; 107: 476-478

34) Kanlop N, Chattipakorn S, Chattipakorn N: Effects of cilostazol in the heart. J Cardiovasc Med (Hagerstown) 2011; 12: 88-95

35) Aizawa Y, Yamakawa H, Takatsuki, S et al. Efficacy and safety of bepridil for prevention of ICD shocks in patients with Brugada syndrome and idiopathic ventricular fibrillation. Int J Cardiol 2013; 168: 5083-5085

36) Murakami M, Nakamura K, Kusano KF, et al: Efficacy of low-dose bepridil for prevention of ventricular fibrillation in patients with Brugada syndrome with and without *SCN5A* mutation. J Cardiovasc Pharmacol 2010; 56: 389-395

37) Shinohara T, Ebata Y, Ayabe R, et al: Combination therapy of cilostazol and bepridil suppresses recurrent ventricular fibrillation related to J-wave syndromes. Heart Rhythm 2014; 11: 1441-1445

38) Chinushi M, Aizawa Y, Ogawa Y, et al: Discrepant drug action of disopyramide on ECG abnormalities and induction of ventricular arrhythmias in a patient with Brugada syndrome. J Electrocardiol 1997; 30: 133-136

trivia

s-ICD

　s-ICDは皮下植え込み型除細動器（subcutaneous Implantable Cardioverter Defibrillator: s-ICD）のことで、我が国では2016年から保険償還されるようになった。本体を左脇の下にリードを1本前胸壁に皮下トンネルを設けて留置し、電気ショックによる救命治療を行う。本体とリードが心臓や血管に触れないために植え込み術中は感染などの合併症や被爆のリスクを下げることができる。また植え込み後もリードの断線などのリード関連合併症が少ないとされる。抗頻拍ペーシング（anti-tachycardia pacing: ATP）が不要なブルガダ症候群やQT延長症候群などのチャネロパチーはs-ICDの良い適応と考えられる。植え込み対象者に若年者が多いことから対象者の運動制限を軽減できることもメリットとなる。しかしs-ICDにはペーシング機能がないためにATPのみならず徐脈性不整脈の治療も不可能である。著者らはs-ICDが認可される以前に、心室細動の既往があり下後壁にJ波を有するBrugada症候群に対して経静脈リードによるICDの植え込み術を行った。植え込み後もショック作動を繰り返すために薬物治療（ベプリジル、シロスタゾール）も併用したが、結果的にICDによる心拍数調節（植え込み時の心房ペーシングのバックアップレートを50/分に設定すると作動したため基本レートを60/分に設定した。それでも作動があったため基本レートを70/分に設定し直すと作動がなくなった）が夜間のショック作動の軽減に最も有効であった（安田潮人, 他: 2011）。本例のように心室細動の発生が夜間の基本心拍数に大きく依存するケースではs-ICDでなく従来のICDが推奨されるといえる。

安田潮人, 古川陽介, 仲村尚崇, 深田光敬, 小田代敬太, 柳統仁, 小池明広, 丸山徹, 赤司浩一. 下側壁の早期再分極パターンを呈し、心室細動をきたしたBrugada症候群の1例. 心電図 2011; 31: 476-484.

trivia

PDE

　PDE（phosphodiesterase: ホスホジエステラーゼ）とはcAMP（サイクリックAMP）を分解する酵素である。細胞内のセカンドメッセンジャーであるcAMPは、これに依存するリン酸化酵素（cAMP-dependent protein kinase: A-kinase）を活性化することによって心臓は心拍数を上昇させ収縮力を増強させて、平滑筋は弛緩する。PDEはcAMPを分解することでこれらの作用を消退させるが、PDE阻害薬はcAMPの分解を抑制することによってcAMP依存性の効果を持続・増強させる。PDE3阻害薬として臨床応用されている薬剤に心不全治療薬のミルリノンや抗血小板薬のシロスタゾールがある。PDE5阻害薬としては肺高血圧治療薬のシルデナフィルがある。シロスタゾールには心拍数の増加作用があり、Ca電流の増加も期待できる。心拍数が増加するとItoは結果的に減弱するので、これらの性質を利用してシロスタゾールはブルガダ症候群の治療薬として期待される（Tsuchiya T, 2004）。しかしシロスタゾールには上記の理由で頭痛や動悸の副作用も見られ、忍容性が問題となる。

Tsuchiya T. Role of pharmacotherapy in Brugada syndrome. Indian Pacing Electrophysiol J 2004; 4: 26-32.

索　引

件 名 索 引 (和 文)

人名索引

あとがき

　数ある臨床検査の中で心電図の診断はもっとも標準化、電子化しにくいものです。心電図の自動診断における問題点の多さは日常臨床でよく遭遇するところから、「心電図自動診断を考える会」という有志の研究会が不整脈心電学会の中で立ち上がり、昨年、学術誌に一定の提言を行っているほどです（心電図 2019; 39: 69-84）。

　しかし一方で心電図自動診断には近年様々な進歩もみられます。グローバルスタンダードである標準12誘導心電図で見逃されがちな右室梗塞や後壁梗塞の診断精度が、合成18誘導心電図によって大きく向上しました。また今回取り上げたBrugada症候群では通常肋間での心電図記録から合成波形技術を応用して、高位肋間における心電図を合成波形として描出することによってかくれたBrugada型心電図を検出することも可能となりました。

　この合成波形技術によりBrugada症候群の自動診断のアルゴリズムを搭載した心電計も近年普及していますが、その診断精度を高める上で欠かせないのはBrugada症候群の診断基準です。本書ではその歴史的変遷を解説しました。加えて本書の特徴は以下の点です。

1.　不整脈ゲノムの観点から、Brugada症候群の疾患遺伝子やBrugada症候群と他の遺伝性不整脈との関連について解説しました。
2.　診断とリスク評価については2017年改訂の遺伝性不整脈の診療に関するガイドライン：治療については2018年改訂の不整脈非薬物治療ガイドラインの内容を紹介し、診断と治療について最新の知見の紹介を図りました。
3.　分担執筆者と編集者の判断で各章にtriviaを設けて本文で不足した内容を補足しました。

　これからの心電図検査は現時点での心臓の状態を評価するのみならず、心拍変動を解析したり、睡眠時の呼吸状態を推測することで将来的な心血管イベントを予測できるリスク評価機能を兼ね備えたものになるかもしれません。

　このように心電図の検査目的が大きく変わりつつある現在、極めてアナログな心電学が威力を発揮するBrugada症候群を改めて考える機会を頂いた恩師 森博愛先生はじめ各章の原稿を寄せて頂いた同門の先生方、学会の先生方に深謝します。

　またBrugada症候群に興味をお持ちの読者の方々、ゼロからBrugada症候群を学ぼうとされる方々、最後までお付き合い頂きありがとうございました。

2020年2月

九州大学教授　　丸山 徹

監修者・編集者・執筆者一覧

監修

徳島大学　名誉教授　森　博愛

編集

九州大学　教授　丸山　徹

執筆者（執筆順）

徳島大学　名誉教授　森　博愛

九州大学　キャンパスライフ・健康支援センター　センター長　丸山　徹

香川県立白鳥病院　不整脈科部長　日浦 教和

香川県立白鳥病院　院長　坂東 重信

九州大学病院　血液・腫瘍・心血管内科　横山　拓

九州大学病院　血液・腫瘍・心血管内科　有田 武史

九州大学病院　血液・腫瘍・心血管内科　入江　圭

徳島県立中央病院　医療局次長　循環器内科　藤永 裕之

国立循環器病研究センター　創薬オミックス解析センター室長　石川 泰輔

国立循環器病研究センター　研究所副所長　蒔田 直昌

九州大学病院　血液・腫瘍・心血管内科　深田 光敬

ゼロから学ぶ—ブルガダ症候群

2020年3月26日　　初版第1刷発行

[監　　修]　森　博愛
[編　　集]　丸山　徹
[発 行 者]　古山　正史
[発 行 所]　大道学館出版部
　　　　　　　九州大学医学部法医学教室内
　　　　　　　福岡市東区馬出3丁目1−1（〒812−8582）
　　　　　　　TEL 092−642−6895　郵便振替 01720−9−39512
[印刷・製本]　祥文社印刷株式会社